La sclérose en plaques

La sclérose en plaques

Un guide indispensable

Dr Paul O'Connor

Traduit de l'anglais par Madeleine Hébert

— COLLECTION **SANTÉ** —

Guy Saint-Jean
ÉDITEUR

Catalogage avant publication de la Bibliothèque nationale du Canada
O'Connor, Paul, 1955-
La sclérose en plaques : un guide indispensable
Traduction de : Multiple sclerosis.
Comprend des réf. bibliogr. et un index.
ISBN 2-89455-045-6
1. Sclérose en plaques – Ouvrages de vulgarisation. 2. Sclérose en plaques – Traitement.
3. Sclérose en plaques – Patients. I. Titre.
RC377.O2614 2002   616.8'34   C2003-940021-2

Nous reconnaissons l'aide financière du gouvernement du Canada par l'entremise du
Programme d'Aide au Développement de l'Industrie de l'Édition (PADIÉ) ainsi que celle de la
SODEC pour nos activités d'édition.

●▮ Patrimoine   Canadian   Canadä $ODEC
canadien   Heritage   Québec ▪▪

Gouvernement du Québec — Programme de crédit d'impôt pour l'édition de livres —
Gestion SODEC

© pour l'édition en langue anglaise ayant servi à cette traduction
Dr Paul O'Connor 1998, 2002
Publié originalement au Canada par Key Porter Books Limited, Toronto, Ontario, 2002

© Pour l'édition en langue française Guy Saint-Jean Éditeur Inc. 2003

Conception graphique : Christiane Séguin
Traduction : Madeleine Hébert
Révision de fond : Jean-Pierre H. Côté, M.D., Neurologue
Révision linguistique : Jeanne Lacroix

Dépôt légal 1er trimestre 2003
Bibliothèques nationales du Québec et du Canada
ISBN 2-89455-045-6

Distribution et diffusion
Amérique : Prologue
France : E.D.I. / Sodis
Belgique : Diffusion Vander S.A.
Suisse : Transat S.A.

Guy Saint-Jean Éditeur inc.,
3172, boul. Industriel, Laval (Québec) Canada. H7L 4P7. (450) 663-1777.
Courriel : saint-jean.editeur@qc.aira.com   Web : www.saint-jeanediteur.com

Guy Saint-Jean Éditeur France,
48 rue des Ponts, 78290 Croissy-sur-Seine, France. (1) 39.76.99.43.
Courriel : lass@club-internet.fr

Imprimé et relié au Canada

Les informations contenues dans ce livre sont strictement de nature générale et
ne sauraient se substituer à une consultation médicale fournie par votre médecin.

À mon épouse, Violet

Table des matières

Remerciements

L'auteur remercie Gemma Asingua pour sa contribution à la réalisation du tapuscrit de ce livre. Il exprime aussi sa gratitude aux membres du personnel de la Société canadienne de la sclérose en plaques, qui ont relu le manuscrit et offert plusieurs suggestions utiles. Enfin, l'excellent livre du Dr R. Schapiro, *Symptom Management in Multiple Sclerosis*, a été d'un grand secours lors de la rédaction du chapitre cinq du présent ouvrage.

L'éditeur remercie le Dr Jean-Pierre H. Côté, neurologue, pour la révision de fond qu'il a effectuée.

Introduction

En médecine moderne, nous pouvons généralement déterminer avec assez de précision qui souffre d'une certaine maladie, mais malheureusement, il est plus difficile de mettre au point des traitements efficaces pour celle-ci et encore plus de découvrir ses causes réelles. Cet énoncé convient parfaitement au cas de la sclérose en plaques (SP), maladie du système nerveux qui est l'affection neurologique la plus invalidante chez les individus entre 20 et 40 ans. En voici deux exemples.

Jeanne est une vendeuse de 24 ans. Un jour, elle constate que la vision de son œil droit est défectueuse : ce trouble oculaire persiste environ six semaines, puis disparaît. Un an plus tard, elle ressent un engourdissement de son bras et de sa jambe gauches et éprouve aussi une grande fatigue. Elle consulte alors son médecin, qui l'adresse ensuite à un neurologue. Après un bilan, celui-ci lui annonce qu'elle a la SP.

Âgé de 32 ans, Robert est courtier à la Bourse. Il adorait autrefois faire du jogging, mais depuis quelques années, il remarque une raideur et un affaiblissement progressifs et persistants de ses jambes. Il souffre également de troubles vésicaux et de problèmes sexuels. Il voit lui aussi un neurologue, et après une série de tests, il apprend qu'il a la SP.

La découverte de la sclérose en plaques

La première mention d'un cas probable de SP remonte au 4 août 1421. Jan Van Bieren, comte de Hollande, parle alors de «l'étrange maladie de la vierge Lidwina» qui, à l'âge de 15 ans en 1395, éprouve de graves douleurs au visage et une grande faiblesse des jambes à la suite d'une chute sur la glace. En quelques années, les problèmes de la jeune fille s'accroissent: éventuellement, ses jambes sont tellement engourdies et faibles qu'elle ne peut plus marcher et elle devient aveugle d'un œil de façon intermittente. Elle meurt en 1433 à l'âge de 53 ans.

En 1835 à Paris, Jean Cruveilhier, professeur à la Faculté de médecine de la Sorbonne, et Robert Carswell, médecin écossais attaché à l'Hôpital de la Pitié pendant trois ans, décrivent presque simultanément les changements physiologiques du cerveau et de la moelle épinière causés par la SP.

Toutefois, c'est Jean-Martin Charcot (1825-1893) qui fournit la première description scientifique des signes et des symptômes de la SP. Il trace le profil d'une maladie nommée *sclérose en plaques*, dont il a d'abord observé le développement graduel chez une des servantes à son emploi. De 1862 à 1870, Charcot travaille à la Salpêtrière, hôpital de Paris accueillant les mendiants, les vieillards, les infirmes et les malades mentaux, où il examine des milliers de malades. Ses découvertes lui permettent de mettre en corrélation les signes et les symptômes de la SP avec les changements anatomiques reliés à celle-ci et constatés lors d'autopsies.

À la suite de sa description faite par Charcot, la SP est identifiée de plus en plus fréquemment. Dans son livre de 1904 traitant de ce sujet, le pathologiste allemand Muller cite plus de 1100 articles scientifiques s'y rapportant.

L'exploration scientifique de la SP par Charcot va de pair avec la création de la neurologie, spécialité de la médecine dont relèvent les maladies du système nerveux. À cette époque, la seule façon de diagnostiquer ces maladies est de soumettre un patient à un examen neurologique, pendant lequel il vérifie l'intégrité de certaines fonctions du système nerveux (vision, équilibre, réflexes, etc.). De nos jours, la médecine moderne peut recourir en plus à une gamme d'épreuves diagnostiques pour déceler la SP, dont l'imagerie par résonance magnétique

Les types de sclérose en plaques

Le premier, Charcot comprend que la SP est une maladie variable empruntant différentes formes. De nos jours, les médecins divisent la SP en deux types principaux. Dans le cas d'attaques (ou poussées) neurologiques récurrentes suivies de périodes d'amélioration de la maladie, il s'agit de SP récurrente-rémittente : c'est celle dont est atteinte Jeanne. Mais si les symptômes de la maladie s'aggravent avec le temps sans aucune période d'amélioration, on est en présence de SP progressive (primaire ou secondaire) : c'est celle dont souffre Robert. Les chapitres subséquents du livre expliquent plus en détail ces types de SP.

CHAPITRE UN

Profil de la SP

Quels changements subit le système nerveux des individus atteints de SP ? Et quels dégâts cause cette maladie ? Quoiqu'on ne connaisse pas encore tous les aspects de cette affection, voici quelques réponses à ces questions, reflétant le niveau actuel du savoir médical.

LE SYSTÈME NERVEUX

Il est inutile d'insister sur l'importance d'un parfait fonctionnement du système nerveux. De ce système dépendent les processus qui nous permettent de penser, de sentir et de bouger. Différentes parties du système nerveux contrôlent diverses fonctions : ainsi, une détérioration dans certaines zones entraîne des incapacités spécifiques. En voici un exemple simple : si le tissu nerveux de l'œil droit se détériore, il en résulte des troubles oculaires dans cet œil.

Le cerveau et la moelle épinière constituent le *système nerveux central (SNC)*. À partir du SNC, les nerfs rayonnent dans tout l'organisme et forment le *système nerveux périphérique*. Il est important de noter que la SP n'affecte que le système nerveux central. Les explications de ce livre ne s'appliquent qu'au système nerveux central, sauf indication contraire.

Le cerveau comprend deux parties principales : une paire d'hémisphères, au sommet, et le tronc cérébral, à la base. Les hémisphères (un de chaque côté) sont réunis par une large bande médullaire blanche, appelée *corps calleux*. Chaque hémisphère est divisé en quatre lobes, qui assument chacun des fonctions spécifiques : le *lobe frontal* est utilisé pour la planification, le jugement et le mouvement ; le *lobe temporal*, pour la mémoire ; *le lobe pariétal*, pour les sens ; le *lobe occipital*, pour la vision. Au cœur des hémisphères se trouve le *système limbique*, zone reliée à nos émotions.

C e r v e a u

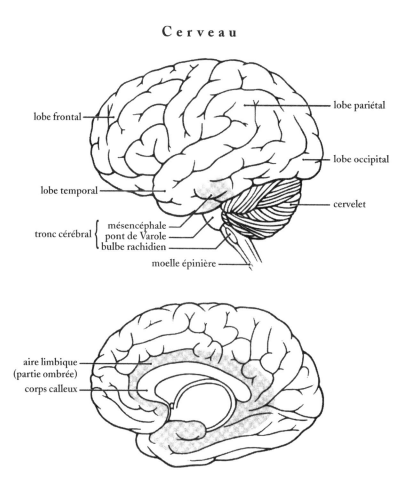

Le tronc cérébral achemine les impulsions électriques depuis les hémisphères jusqu'à la moelle épinière et les nerfs périphériques. À l'inverse, ceux-ci renvoient l'information vers les hémisphères du cerveau. Derrière le tronc cérébral se trouve le *cervelet*, organe contrôlant le sens de l'équilibre et la coordination.

Le fonctionnement du système nerveux

Le système nerveux comprend des milliards de cellules nerveuses, appelées neurones, qui se trouvent surtout dans la *substance grise* du cerveau. La substance grise enveloppe la surface du cerveau, un peu comme l'écorce d'une orange. Les neurones communiquent en envoyant des messages électriques : ceux-ci cheminent le long des *axones*, ou prolongements des neurones. Les axones sont nichés dans la *substance blanche* du cerveau. Les points de contact entre les neurones sont les synapses, espaces où transigent les messages électriques.

Les messages nerveux voyagent le long des axones, un peu comme des signaux téléphoniques sur les fils de téléphone. Ce processus de messagerie se répète quotidiennement en des milliards d'endroits dans le système nerveux de chaque être humain. On peut se le représenter comme des milliards de fils électriques interconnectés créant un réseau d'une complexité inimaginable.

Un élément primordial pour la transmission des messages le long des axones est une substance lipidique et protidique appelée *myéline*. Tout comme les fils de téléphone ont besoin d'isolation pour que les messages qu'ils acheminent ne se disséminent pas, il en va de même pour les axones et la gaine de myéline constitue cette isolation. La sclérose en plaques attaque celle-ci et la détérioration qui en résulte est appelée *démyélinisation*. C'est pourquoi la SP est qualifiée de maladie démyélinisante. La myéline est essentielle à la propagation de l'influx nerveux. Si elle n'est que légèrement détériorée, l'influx n'est pas très altéré, mais si la détérioration est importante et que la myéline est remplacée par du tissu cicatriciel, l'influx peut être complètement bloqué.

Les symptômes de la SP sont causés par la combinaison de deux facteurs: la démyélinisation (perte de «l'isolation») et la

N e u r o n e

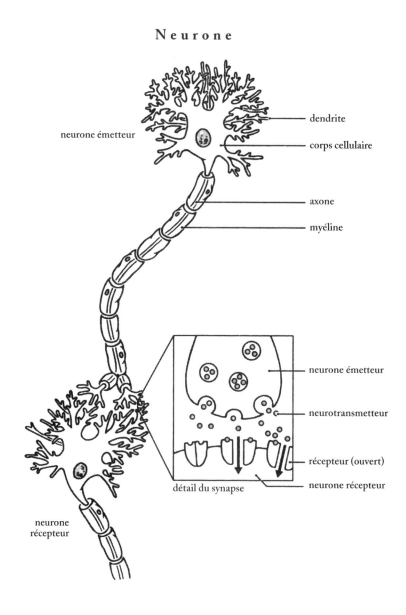

neurone émetteur

dendrite

corps cellulaire

axone

myéline

neurone émetteur

neurotransmetteur

récepteur (ouvert)

détail du synapse — neurone récepteur

neurone récepteur

destruction des axones (sectionnement des « fils »). La plus grande part de l'invalidité à long terme irréversible due à la SP découle des dommages subis par les axones.

LE SYSTÈME IMMUNITAIRE

Pourquoi la myéline et les axones sont-ils détériorés par la SP ? Pour le comprendre, il faut d'abord se familiariser avec le *système immunitaire*. Cette composante essentielle et très complexe du corps humain protège celui-ci contre les maladies.

Le système immunitaire est un système de défense contre les agressions extérieures : virus, bactéries, toxines, cellules et corps étrangers. Il repose sur un système de communication appelé à reconnaître dans l'organisme ce qui est « soi » et ce qui est « non-soi » (substances d'origine étrangère, ou antigènes). Le système immunitaire ne tolère pas les antigènes et tente sans arrêt de les détruire, comme une armée toujours en alerte et en campagne. Les *lymphocytes* constituent les divisions d'infanterie de cette armée, alors que les *macrophages* forment ses divisions de chars d'assaut. Les lymphocytes B se servent de protéines spécialisées nommées anticorps pour anéantir les antigènes. Les lymphocytes T et les macrophages, quant à eux, absorbent les ennemis et les détruisent chimiquement.

Les fantassins se lancent dans l'action lorsque les « éclaireurs », ou lymphocytes T, rencontrent des substances qui semblent étrangères. De concert avec les macrophages, ils produisent alors des *cytokines*, molécules intimant constamment à l'armée immunologique d'augmenter ou de diminuer ses interventions à des endroits précis, y compris le système nerveux.

LA SP EST PROBABLEMENT UNE MALADIE AUTO-IMMUNE

Dans la sclérose en plaques, le système immunitaire de l'organisme attaque sa propre gaine de myéline, qui entoure les fibres nerveuses du système nerveux central (cerveau et moelle épinière). Il agresse cette protéine isolante entourant l'axone et détruit souvent l'axone lui-même. Toutefois, le système immunitaire ne cible pas toute la myéline du cerveau et de la moelle épinière en même temps. Pour des raisons encore inconnues, il n'attaque la myéline que de façon sporadique. L'emplacement et l'intensité d'une poussée varie grandement non seulement chez une même personne, mais aussi d'un individu à l'autre. Généralement, les symptômes reflètent l'étendue de la détérioration de la myéline chez un patient. Ces attaques neurologiques se poursuivent durant des décennies chez les malades, probablement pour le reste de leur vie.

Pourquoi le système immunitaire attaque-t-il la myéline ? On ne connaît pas encore la réponse à cette question. Mais on sait que, de temps à autre, le système immunitaire (en dépit, ou peut-être à cause de sa complexité et son raffinement) se trompe et part en guerre contre les propres tissus de l'organisme. Appelées maladies auto-immunes, de telles « guerres erronées » ciblent les articulations (polyarthrite rhumatoïde), le pancréas (diabète sucré) et le cerveau (sclérose en plaques). Il se peut que, face à une protéine étrangère très semblable aux protéines de la myéline, le système immunitaire attaque ensuite sa propre myéline parce qu'elle ressemble à la protéine ennemie. On croit que les virus peuvent déclencher ainsi des maladies auto-immunes, dont la SP. Ou peut-être se produit-il un dysfonctionnement de certains éléments de l'armée immunologique à la suite de mutations génétiques : ils arrêteraient alors « d'obéir aux ordres » et lanceraient des attaques injustifiées contre la myéline.

On ne sait pas non plus si les attaques du système immunitaire contre la myéline constituent la première étape de la maladie ou si elles sont la conséquence d'autres problèmes du système nerveux. Il est possible que la myéline et les axones soient déjà légèrement défectueux et que cela entraîne les attaques du système immunitaire. Lorsque la cause exacte de la maladie sera mieux définie, les chances de trouver des traitements plus efficaces pour la SP seront plus grandes.

LES ÉTAPES DE LA DÉMYÉLINISATION

La détérioration de la myéline, ou démyélinisation, se déroule en trois étapes :

1. les lymphocytes T envahissent le système nerveux ;
2. avec l'aide des macrophages, les lymphocytes T s'attaquent à la gaine de myéline ;
3. les lymphocytes T produisent des cytokines pour intimer au reste de l'armée d'intervenir : il en résulte une attaque neurologique concentrée, qui cause de l'inflammation et la formation de plaques (ou tissu cicatriciel).

Pourquoi avoir choisi le nom de sclérose en plaques pour désigner cette maladie ? Cette appellation s'explique par le fait que le tissu lésé (la myéline) se sclérose (durcit) et forme des plaques disséminées dans le système nerveux central. La SP est une maladie auto-immune du système nerveux central, qui détériore la gaine de myéline et les axones. Une partie de la détérioration des axones résulte des attaques perpétrées par le système immunitaire et le reste découle de la dégénérescence axonale, un processus « d'usure » prématurée entraînant la destruction des axones.

CHAPITRE DEUX

Quelles sont les causes de la SP?

Malgré des recherches poussées, on ne sait pas encore très bien ce qui cause la SP. Néanmoins, les facteurs associés à cette maladie, ou semblant contribuer à un risque plus élevé de la contracter, sont connus. Comme pour la plupart des autres problèmes médicaux, ils sont à la fois d'ordre génétique (héréditaire) et environnemental. Lorsqu'une personne ayant une susceptibilité génétique est mise en contact avec un déclencheur environnemental, elle peut contracter la maladie.

Cependant, même si une chose est *associée* à une autre, cela ne signifie pas nécessairement qu'elle en soit la cause. Par exemple, vivre en Amérique du Nord est associé au port de manteaux chauds l'hiver dans la plupart des régions. Toutefois, vivre en Amérique du Nord n'est pas la cause de cette habitude vestimentaire : c'est la température froide hivernale qui en est responsable. Si des changement climatiques amenaient une hausse des températures, la vie sur le continent nord-américain ne serait plus associée au port d'un manteau l'hiver. Dans leur recherche des causes possibles de la SP, les scientifiques étudient les associations pouvant jouer, ou non, un rôle dans le déclenchement de cette maladie.

LES ASSOCIATIONS GÉNÉTIQUES

Le sexe

Partout sur la planète, la sclérose en plaques frappe les jeunes femmes en plus grand nombre. On compte presque deux fois plus de femmes atteintes que d'hommes. Ceci découle probablement d'une susceptibilité génétique, mais les raisons exactes en demeurent obscures. En général, les maladies auto-immunes sont plus répandues parmi les membres du sexe féminin.

Les groupes raciaux

Quoique la SP soit présente dans tous les groupes raciaux, elle est beaucoup plus fréquente chez les personnes de race blanche. La fréquence d'incidence la plus élevée se trouve parmi les Blancs du nord de l'Europe et ceux d'autres pays où vivent des populations d'ascendance nord-européenne (Canada, États-Unis, Australie, Nouvelle-Zélande). Mais la SP n'est pas très répandue parmi les Blancs d'Afrique du Sud, du nord de l'Australie et du sud des États-Unis. Ceci laisse supposer que le groupe racial n'est pas le seul facteur contribuant au développement de la maladie.

Par contraste, la SP est rare chez les Asiatiques et les Noirs d'origine africaine, quoiqu'on y trouve quand même certains cas de cette maladie. La SP est rare aussi chez les Inuits, les Amérindiens et les Lapons, même si certains d'entre eux vivent depuis des milliers d'années dans des régions à risque élevé. Ceci porte à croire qu'ils posséderaient une protection génétique contre la SP.

Les antécédents familiaux

En Amérique du Nord et dans le nord de l'Europe, environ un individu sur mille est atteint de la SP. Donc, le risque d'être atteint de cette maladie pour les habitants de ces régions est de 0,1 pour cent. Mais pour les personnes de ces régions appartenant à un groupe ethnique où les cas de SP sont rares, le risque est beaucoup moins élevé.

Le facteur de risque augmente pour ceux dont un membre

de leur famille est déjà atteint de SP. L'importance de l'augmentation du facteur de risque varie selon le degré de proximité avec le malade. S'il s'agit d'une sœur ou de sa mère, le risque d'être aussi victime de la maladie est d'environ 3 pour cent. Si c'est une demi-sœur qui est malade, le risque se situe autour de 1,5 pour cent. Et qu'en est-il d'une personne adoptée dont la sœur a la SP ? Elle se trouve dans la catégorie de la population en général, avec un risque de 0,1 pour cent. (Ces chiffres ne représentent que des moyennes ; le risque est plus élevé pour les membres féminins de la famille.)

Le cas des jumeaux est un peu différent. Pour une personne dont le faux jumeau a la SP, le risque d'être atteint aussi est le même qu'entre frères et sœurs (3 pour cent), parce que ces deux jumeaux ne sont pas identiques du point de vue génétique. Mais dans le cas de vrais jumeaux, si l'un souffre de cette maladie, le risque de l'autre est de 30 pour cent. Plus vos gènes ressemblent à ceux d'un membre de votre famille qui est affecté, et plus vous risquez de contracter la maladie.

Existe-t-il un gène de la SP ?

Avec l'aide d'une technologie complexe, les généticiens peuvent maintenant analyser le génome humain, ensemble complet des gènes de l'organisme. Cette analyse automatisée leur permet d'examiner l'ADN de centaines et même de milliers de personnes. En étudiant les familles dont plus d'un membre est atteint de SP, les généticiens canadiens, américains et européens ont trouvé des gènes sur deux chromosomes ou plus, qui semblent rendre un individu plus susceptible de contracter la SP. Malheureusement, il n'existe pas de gène unique de la SP : quelques gènes et même plusieurs semblent être impliqués. Et malgré les progrès rapides des connaissances dans ce domaine, il faudra encore du temps pour finalement comprendre les composantes génétiques de cette maladie.

Les jeunes femmes atteintes de SP s'inquiètent souvent de la possibilité de transmettre la maladie à leurs enfants. Le risque de ceux-ci d'avoir la SP se situe entre 2 et 4 pour cent, les filles étant légèrement plus à risque que les fils. Pour des raisons encore inexpliquées par contre, les enfants d'hommes souffrant de SP sont moins en danger d'avoir la maladie que ceux des femmes souffrant de SP

LES ASSOCIATIONS ENVIRONNEMENTALES

Même si les gènes peuvent être un facteur contributif, il existe de toute évidence d'autres déclencheurs de la sclérose en plaques, c'est-à-dire les facteurs environnementaux. Mais alors que les gènes ne peuvent être changés, il est possible de modifier plusieurs des facteurs environnementaux. Une telle démarche pourrait, en théorie du moins, aider à prévenir la SP.

La latitude

Les régions où la SP est répandue possèdent un facteur environnemental commun : un climat tempéré et peu ensoleillé. Plus la latitude augmente, et plus le nombre de cas de sclérose en plaques augmente : la plus haute incidence se trouve dans les endroits au nord de 40° de latitude nord et au sud de 40° de latitude sud. La SP est plus répandue au Canada et dans le nord des États-Unis que dans le Sud américain. On trouve plus de cas de SP aussi en Europe du nord que du sud, au nord du Japon qu'au sud, au sud de l'Australie qu'au nord (dans ce pays de l'hémisphère Sud, le sud est plus tempéré que le nord).

Pourquoi la SP est-elle plus répandue dans les latitudes élevées ? Les chercheurs ont tenté à plusieurs reprises d'identifier l'aspect du climat influant le plus sur l'augmentation du risque de contracter la SP : température, ensoleillement, précipitations, humidité, altitude. En considérant ces variables séparément, chacune semble avoir une influence sur l'incidence de la sclérose en

Régime alimentaire et SP

En général, les habitants des pays tempérés sont plus riches et ont un régime alimentaire plus gras. Une alimentation à haute teneur en graisses est souvent blâmée comme cause de la SP. Mais il faut être prudent avant d'attribuer un tel blâme : c'est une explication trop facile, qui risque de culpabiliser les malades.

Aucune étude n'a encore démontré qu'un régime riche en graisses ou en produits laitiers cause la SP. Quand on compare les pays globalement, on trouve une association entre les deux. Mais quand on considère un seul pays, cette association disparaît. En fait, les études sur le régime alimentaire des individus souffrant de SP avant qu'ils ne la contractent montre habituellement qu'il ne diffère pas de celui de leurs concitoyens. La plupart des Canadiens et des Américains qui consultent un médecin pour leur premier épisode de SP semblent avoir une alimentation nord-américaine typique : la majorité ne sont pas des végétariens et ils consomment des quantités modérées de viande et de produits laitiers.

Les personnes touchées par la SP ont des physiques variés (taille, poids), indiquant qu'aucun régime en particulier ne prédispose à la maladie. Mais même si on n'a pas prouvé que l'alimentation cause la SP, on ne l'a pas écartée non plus comme facteur modificateur. Par exemple, il est possible qu'une exposition à certains aliments dans leur jeunesse puisse provoquer plus tard la SP chez certaines personnes. Peut-être parce que les aliments représentent un facteur environnemental très modifiable, la recherche sur le régime alimentaire comme facteur de risque se poursuit. La question de l'alimentation, en tant que cause ou traitement de la maladie, n'est pas encore résolue et mérite des études plus approfondies.

plaques. Mais aucune ne semble dominante et, comme chacune influence les autres, il est impossible de déterminer quelle est la plus importante.

Récemment, on s'est beaucoup intéressé aux heures d'ensoleillement par année et au manque de soleil comme déclencheur environnemental possible de la SP chez une personne ayant une susceptibilité génétique. Ce facteur semble le mieux correspondre aux données et on sait que le soleil affecte le système immunitaire et la synthèse par l'organisme de la vitamine D, nutriment contribuant peut-être à la protection contre la SP.

Mais il est probable que la relation entre la sclérose en plaques et le climat soit indirecte. Car la latitude influence non seulement les heures d'ensoleillement, mais aussi l'alimentation, l'architecture, les mesures d'hygiène, les habitudes sociales et plusieurs autres aspects de la vie. L'effet d'un ou de plusieurs de ces facteurs sur une personne susceptible pourrait être le véritable lien entre le climat et la SP. Néanmoins, on a déjà établi que le ou les facteurs environnementaux provoquant la SP agissent sur la population dans son ensemble : chacun y est exposé, sans discrimination.

Le statut socio-économique

La SP est plus fréquente chez les individus des niveaux socio-économiques moyens et supérieurs. Il s'agit d'une association plutôt que d'une cause et on ignore quel en est le lien. La SP semble aussi plus répandue dans les populations urbaines que campagnardes, sans qu'on sache toutefois pourquoi.

Les infections

Tel qu'expliqué précédemment, il se peut que le système immunitaire attaque la myéline après l'avoir confondue avec un virus : le virus causerait donc indirectement la sclérose en plaques. Mais certains scientifiques croient que les virus causent la SP directement. Ils pensent que cette maladie est une réaction à retarde-

Les allergies et la SP ne sont probablement pas reliées

Il n'existe pas de preuve convaincante que les individus atteints de SP soient plus « allergiques » que les autres gens. Certains ont une ou deux allergies, beaucoup n'en ont aucune et quelques-uns en ont plusieurs, comme le reste de la population. Enfin, une idée très répandue et d'une merveilleuse simplicité voudrait que la SP constitue une réponse allergique à certaines protéines alimentaires, mais cela n'a jamais été prouvé.

ment à une infection virale contractée pendant l'enfance par une personne ayant une susceptibilité génétique. Depuis des années, des chercheurs laissent supposer l'implication possible de divers virus, dont la rougeole, la varicelle, le zona et certains virus de l'herpès. Une version plus subtile et fascinante de cette théorie propose que ce n'est pas tant l'infection virale qui déclenche la SP, mais plutôt l'âge auquel on l'attrape. Ainsi, si on contracte une infection virale comme la rougeole ou la varicelle en bas âge, le risque de développer la SP est peu élevé. Si cela se produit plus tard par contre, le risque de développer la SP s'en trouve augmenté. Cette théorie concorde avec la répartition géographique de la SP. En général, les enfants des pays chauds sont, pour différentes raisons, exposés plus tôt aux virus ordinaires que les enfants des pays tempérés : cette exposition à un plus jeune âge les protège peut-être de la SP.

On sait déjà que la gravité d'une infection varie souvent selon l'âge auquel on l'attrape. Par exemple, l'infection par polio virus tôt dans la vie ne cause généralement pas de maladie importante ; mais une telle infection contractée plus tard pendant l'enfance augmente le risque de complications, telle la paralysie.

Un lien entre la sclérose en plaques et l'âge des enfants infectés expliquerait aussi les données socio-économiques. Vu les normes d'hygiène plus strictes et les surfaces d'habitation plus grandes dans le monde développé tempéré, les infections enfantines ordinaires tendent à s'y produire plus tard, surtout dans les classes moyenne et supérieure. Mais le problème de cette théorie virale est que, malgré des efforts énormes, personne n'a encore pu prouver qu'un virus, ou tout autre agent infectieux, cause en fait la SP.

Les migrations

L'information fournie par des personnes s'installant dans des pays où la SP est répandue (ex.: Angleterre), en provenance de pays où elle est rare (ex.: Jamaïque), permet d'étudier la susceptibilité à la SP sous un autre angle. Jusqu'à récemment, les chercheurs croyaient que l'âge au moment de l'émigration était crucial pour déterminer le risque de SP. Pour ceux émigrant avant l'âge de 15 ans, le risque semblait être celui des gens de leur nouveau pays. Pour ceux émigrant après 15 ans, le risque semblait être celui de leur pays d'origine. Maintenant, ces affirmations sont devenues moins évidentes. Il vaut mieux dire que, du point de vue géographique, le risque de SP fluctue plutôt en conjonction avec l'endroit où l'on habite en ce moment que celui où l'on a grandi.

———————

Les recherches sur la cause de la SP se poursuivent et les scientifiques pensent qu'ils trouveront au moins une réponse partielle à ce mystère dans un avenir prochain. Mais pourquoi la recherche est-elle si ardue? Peut-être parce que le processus biologique par lequel se développe la SP est particulier à cette maladie, ou encore, parce que les scientifiques ne savent pas encore où chercher ni comment le faire. À mon avis, on reconnaîtra de plus en plus à l'avenir l'importance des facteurs génétiques dans la sclérose en plaques. Je crois également que le déclencheur environnemental est directement relié à l'ensoleillement de la région où l'on vit ou celle où l'on a vécu dans le passé. Tous sont exposés au facteur en-

Mystère aux îles Féroé

De temps à autre, il se produit une flambée de SP dans une petite collectivité. La plus célèbre est celle des îles Féroé, archipel situé entre la Norvège et l'Islande. Aucun cas de SP n'y est rapporté avant 1943, année où plusieurs cas apparaissent. De 1940 à 1945, les troupes britanniques occupent cet archipel et la plupart des Féroïens qui contractent alors la SP vivent à proximité des troupes d'occupation. Se peut-il que l'occupation britannique ait déclenché l'apparition de la SP chez cette population jamais atteinte auparavant? On ne sait pas vraiment, mais cette flambée de cas laisse supposer la possibilité qu'un groupe (les Britanniques) ait transmis à un autre (les Féroïens) un agent causant la SP. Depuis ce temps, les épidémiologistes débattent ardemment de cette question. Mais on n'a toujours pas identifié quel facteur environnemental, si c'est le cas, est responsable. Le principal suspect est un agent infectieux, tel un virus, qui semble ne causer de problème qu'aux individus plus jeunes. Mais en général, la SP n'est pas transmise entre amis ou membres d'une famille. En tout cas, si un virus est impliqué, son action prend place à un jeune âge.

vironnemental causant la SP, mais la susceptibilité génétique (ou même des changements génétiques ou mutations) peut déterminer qui contractera la maladie et avec quelle sévérité. Quelle que soit la cause de la sclérose en plaques, beaucoup de progrès ont déjà été accomplis dans le diagnostic de cette maladie et dans la gestion de ses symptômes. De plus, on commence enfin à apprendre comment traiter la maladie elle-même.

CHAPITRE TROIS

Les effets de la SP

À l'inverse de plusieurs autres maladies, la sclérose en plaques cause une multitude de signes et de symptômes, parce que cette maladie inflammatoire attaque la myéline du système nerveux central (cerveau, tronc cérébral et moelle épinière). Ce système nerveux est hautement spécialisé : différentes parties sont responsables de différentes fonctions. C'est pourquoi les signes et les symptômes varient selon les zones spécifiques qui sont affectées. Par exemple, si une attaque du système immunitaire cible le nerf optique, cela peut entraîner des troubles oculaires dans cet œil. Une telle diversité est l'une des raisons expliquant la difficulté de diagnostiquer la SP.

Quoiqu'il n'y ait pas de cas type de SP, il est possible de tracer un profil général de l'évolution de cette maladie. Dans 90 pour cent des cas, les symptômes de la SP se manifestent pour la première fois entre l'âge de 20 et 40 ans. Le premier symptôme est souvent un trouble oculaire dans un œil ou un engourdissement d'un membre, durant quelques semaines. Les personnes atteintes ne consultent généralement pas leur médecin lors de cette première attaque, ou poussée active. Ou si elles le font, le problème s'est souvent réglé de lui-même au moment de l'examen :

Symptômes et signes : quelle est la différence ?

À proprement parler, les symptômes *sont des sensations qu'on remarque : douleur, faiblesse ou perte de sensibilité. Ce sont des impressions subjectives (perçues et rapportées différemment selon les individus) et sujettes à une mauvaise interprétation par le patient ou le médecin. Les* signes *sont des anomalies spécifiques qu'un médecin détecte lors d'un examen. Ce sont des marques objectives, utiles pour dénoter la présence d'une maladie. Dans plusieurs cas, les signes expliquent ou confirment la signification des symptômes. C'est parce qu'il est à la recherche de signes, que le neurologue examine les yeux du patient et teste ses forces, sensations, réflexes et sens de l'équilibre.*

le médecin ne trouve donc rien d'anormal. Après cette première poussée, appelée *syndrome clinique isolé*, l'individu atteint semble se rétablir complètement.

Il peut s'écouler des semaines et même des décennies avant que ne se produise une deuxième poussée, qui sera suivie d'autres. Après chaque poussée successive, le rétablissement tend à être incomplet. Finalement, la personne atteinte décide de consulter de nouveau et son médecin l'adresse à un neurologue. Celui-ci se livre à un examen neurologique et à des épreuves diagnostiques, qui confirment la présence de SP. Il s'agit de *SP récurrente-rémittente*.

Heureusement, environ 20 pour cent des patients atteints de SP récurrente-rémittente n'entrent jamais dans la phase progressive de la maladie. En moyenne, les malades éprouvent une attaque neurologique accompagnée de symptômes une fois par année ou tous les deux ans, mais cela varie largement d'un individu à l'autre. Le plus grand nombre de poussées se produit durant les quelques années suivant le diagnostic, puis leur nombre diminue. Même si la maladie semble osciller entre poussées et

- *fatigue*
- *état dépressif*
- *troubles de la mémoire*
- *douleurs*
- *troubles oculaires (diplopie, vision défectueuse)*
- *troubles de l'équilibre et étourdissements*

- *faiblesse*
- *tremblements et incoordination*
- *engourdissement et fourmillement*
- *troubles vésicaux*
- *troubles intestinaux*
- *problèmes sexuels*

rétablissements, des tests d'imagerie par résonance magnétique montrent que les attaques inflammatoires sont plus ou moins continues, même en l'absence de symptômes. Toutefois, le rythme du développement de nouvelles zones d'inflammation varie, à la fois chez un même individu et d'une personne à l'autre. Chaque attaque inflammatoire entraîne la détérioration de la gaine de myéline et des axones dans une zone. Après la première phase de la maladie, d'une durée variable (environ 10 à 20 ans ou plus), la SP chez certaines personnes touchées évolue vers la seconde phase, ou *SP progressive secondaire*. Celle-ci se caractérise par une invalidité progressive sans aucune rémission (période de répit).

La description ci-dessus s'applique à quelque 85 pour cent des cas : la SP commence avec des poussées accompagnées de symptômes, s'améliorant d'eux-mêmes avec le temps. Dans les autres 15 pour cent des cas, les symptômes apparaissent lentement mais il ne se produit aucune amélioration. Cette forme de la maladie est appelée *SP progressive primaire*, parce qu'elle est progressive dès le début au lieu d'être une deuxième phase (SP progressive secondaire) dérivant de la première (SP récurrente-rémittente).

Voici une description détaillée des symptômes de la SP.

LA FATIGUE

Barbara, âgée de 32 ans, souffre de SP et se sent « fatiguée tout le temps ». Ce qu'elle éprouve est plus qu'une simple fatigue à la fin de la journée ou à la suite d'une longue promenade. Après deux heures de travail seulement, elle se sent mentalement et physiquement exténuée et doit faire une pause pour se reposer. Le soir, elle est épuisée et se couche habituellement avant 21 heures. De plus, sa fatigue extrême empire lentement. Et lorsqu'elle a un rhume ou une autre maladie, elle est beaucoup plus affaiblie que d'autres personnes dans le même cas.

La fatigue est probablement le symptôme de SP le plus fréquent et est souvent décrite comme une sensation d'épuisement ou une faiblesse généralisée. Il est à noter que cette fatigue survient habituellement une ou deux heures après le lever. De simples activités comme faire sa toilette et prendre son petit déjeuner peuvent fatiguer assez les individus atteints pour les obliger à faire une pause, mais le repos ne fait disparaître qu'en partie leur fatigue. Il leur faut aussi plus d'heures de sommeil la nuit et ils ont souvent besoin d'une sieste ou deux dans la journée.

On n'a pas encore identifié la raison de la fatigabilité dans les cas de SP. Plusieurs facteurs sont peut-être en cause : la maladie elle-même, un état dépressif, une réduction de l'endurance et de la force musculaire. Elle s'accroît aussi par temps chaud et humide. Souvent très invalidante, la SP hypothèque indéniablement la productivité des malades au travail et à la maison, ce qui peut générer des sentiments de culpabilité et un état dépressif. La fatigue est aussi une incapacité contribuant de façon significative à l'invalidité générée par la SP. Aussi, les effets dévastateurs de la maladie, qui sont vagues, subjectifs et difficiles à mesurer, ne reçoivent pas toute l'attention qu'ils devraient de la part des membres de l'entourage des personnes atteintes (dont les assureurs).

LA DÉPRESSION

Après avoir éprouvé des troubles oculaires dans son œil droit et une faiblesse des jambes (ses premiers symptômes de SP), Catherine se sent très déprimée. Son appétit diminue et son sommeil ne la repose pas, même si elle se sent toujours fatiguée. Elle perd éventuellement tout intérêt dans les relations sexuelles avec son mari. Puis elle est assaillie par des sentiments de culpabilité et de dévalorisation, jusqu'au point où elle pense à se suicider. Finalement, son médecin lui prescrit des antidépresseurs et, en quelques semaines, elle se sent mieux et retrouve la joie de vivre.

Il est normal pour quiconque de se sentir triste ou abattu de temps à autre. Mais quand on parle d'un état dépressif, au sens médical du terme, il s'agit d'une tristesse et d'un abattement beaucoup plus graves. En outre, il est souvent associé à d'autres symptômes : problèmes d'appétit, d'énergie, de sommeil ou de libido. Il arrive aussi que la dépression soit masquée par une façade de bonne humeur, souvent même excessive.

Fréquemment, l'état dépressif va de pair avec la SP et affecte probablement la moitié des individus atteints de cette maladie à un stade ou l'autre. En tout temps, 12 pour cent d'entre eux souffrent de dépression grave, par rapport à 5 pour cent dans le reste de la population. Les suicides sont deux ou trois fois plus nombreux parmi les sujets souffrant de SP, et c'est d'autant plus tragique quand ils frappent des êtres encore jeunes pleins d'avenir devant eux. Les individus les plus handicapés sont souvent plus aptes à devenir dépressifs. Heureusement, ce type d'état dépressif se traite bien la plupart du temps.

LES TROUBLES DE LA MÉMOIRE

Professeur de mathématiques, Jonathan est fier de sa capacité à mémoriser son horaire de travail sans avoir à noter quoi que ce soit. Quand il commence à souffrir de sclérose en plaques, il a de plus en plus de difficulté à y arriver. Plusieurs fois, il lui arrive d'oublier d'importants engagements, ce qui rend son employeur furieux. Il éprouve également des troubles à se concentrer au-delà d'une courte période de temps et à expliquer des concepts à ses élèves.

La SP est une maladie du cerveau : il n'est donc pas surprenant qu'elle soit associée à des symptômes de dysfonctionnement cognitif, tels une diminution de la mémoire, de l'attention et de la concentration ainsi qu'une difficulté à verbaliser ses pensées. Le niveau de dysfonctionnement cognitif reflète l'étendue des atteintes de la maladie dans le cerveau, surtout dans les lobes frontaux et pariétaux. La SP affecte les connexions de la substance blanche et provoque des courts-circuits se manifestant sous forme de difficultés de la cognition. Cependant, malgré un degré avancé de SP, certaines personnes n'éprouvent aucun trouble de la mémoire ni autres dysfonctions cognitives.

LA DOULEUR

Élisabeth a la SP depuis cinq ans. Un jour, elle s'éveille avec une douleur qui lui brûle les jambes : ce n'est pas très douloureux, mais assez agaçant et elle a de la difficulté à porter un collant, car il intensifie la sensation de brûlure. La douleur est constante, mais varie en intensité. Frédéric, quant à lui, souffre d'une douleur percutante dans certaines parties du visage. Même si la douleur ne dure que brièvement chaque fois, elle est d'une telle intensité qu'il consulte son médecin. Un médicament parvient rapidement à apaiser les symptômes.

Les personnes atteintes de SP disent éprouver souvent de la douleur. Mais il est malaisé de distinguer la douleur résultant de la SP d'une autre douleur sans rapport avec elle. Une douleur forte, brûlante et localisée (affectant par exemple un des membres) peut être provoquée par la SP. Toutefois, des douleurs dues à d'autres problèmes (une vertèbre déplacée, par exemple) ressemblent parfois à celles de la SP : on doit donc d'abord éliminer de tels facteurs. Une douleur accompagnée d'engourdissements et de fourmillements découle plus probablement d'un problème neurologique comme la SP que de muscles endoloris ou d'articulations arthritiques. Les douleurs continues ne sont pas directement imputables à la SP, mais peuvent se produire à cause d'une raideur des muscles et des articulations associée à cette maladie.

LA VISION DÉFECTUEUSE

Étudiante universitaire de 18 ans, Gina est en bonne santé et d'un tempérament joyeux. Un jour, elle remarque que la vision d'un de ses yeux est un peu « délavée » : elle décrit ce phénomène comme « une pellicule couvrant » son œil. Elle note aussi une douleur dans cet œil, surtout quand elle dirige son regard d'un côté à l'autre. Quand la douleur et la vision défectueuse s'amplifient au cours des deux jours suivants, elle devient très inquiète. Mais à son grand soulagement, ce trouble oculaire diminue ensuite rapidement. Lorsqu'elle consulte son médecin finalement, sa vision est redevenue normale et la douleur a disparu. Gina explique le problème à son docteur : celui-ci croit que son cas est assez grave et il l'adresse à un neurologue. Ce spécialiste découvre que Gina souffre d'une inflammation du nerf optique.

Les problèmes de vision défectueuse dus à la SP résultent de l'inflammation du nerf optique, qui connecte l'œil au cerveau. Les médecins appellent ceci une *névrite optique*. Généralement, l'individu atteint perd la vision au centre du champ visuel : ce trouble ne se produit que dans un seul œil à la fois et est souvent ponctué d'une douleur continue dans cet œil. Ou dans d'autres cas, ce trouble oculaire cause une vision voilée. Toutefois, il ne faut pas confondre les problèmes de vision causés par la SP avec le brouillard visuel temporaire accompagnant parfois les céphalées ou la fatigue des yeux. Ni non plus avec la cécité, durant quelques minutes ou plus, qui peut se produire pendant les migraines. Les problèmes de la vision causés par la SP persistent pendant plusieurs jours ou même des semaines : tout autre trouble oculaire de plus courte durée n'est habituellement pas associé à la sclérose en plaques.

LA DIPLOPIE (VISION DOUBLE)

La sclérose en plaques d'Henri ne lui a jamais causé trop d'ennuis. Mais un jour, deux semaines après avoir eu un rhume, il remarque qu'il voit double quand il regarde à droite. Toutefois, lorsqu'il regarde à gauche, en haut ou en bas, sa vision est parfaite et il n'éprouve aucune douleur. Il pense, avec raison, que cette diplopie monoculaire est due à sa SP. Consulté, son neurologue lui explique que ce symptôme est causé par une rechute. Grâce à un traitement aux corticostéroïdes (voir Chapitre 6), Henri retrouve bientôt une vision normale.

Les individus atteints de SP souffrent parfois de diplopie : les deux images peuvent se présenter côte à côte ou l'une au-dessus de l'autre. Comme la vision défectueuse, ce trouble doit persister pendant des jours, ou même des semaines, pour qu'on puisse l'attribuer de façon certaine à la SP.

LES TROUBLES DE L'ÉQUILIBRE ET LES ÉTOURDISSEMENTS

Isabelle est une messagère à vélo atteinte de sclérose en plaques bénigne. Un jour, en se mettant debout, tout semble tourner autour d'elle et, même si elle reste tout à fait immobile, l'étourdissement continue. Elle a aussi la nausée et vomit deux fois ce jour-là. Et lorsqu'elle marche, elle a des problèmes d'équilibre et trébuche facilement : son colocataire lui dit qu'elle paraît « ivre ». Isabelle consulte son neurologue et, grâce à un traitement, elle se sent bientôt de nouveau solide sur ses jambes.

Un individu éprouvant un vertige a l'impression d'être animé, avec les objets environnants, d'un mouvement circulaire ou d'oscillations. Ce trouble éprouvé par certaines personnes souffrant de SP est souvent associé à une sensation de déséquilibre. Il peut aussi se produire une incoordination des bras et des jambes, et des difficultés à marcher et à parler. C'est une cause majeure d'invalidité (voir ci-après).

LA FAIBLESSE

Marie a 38 ans et est infirmière. Un matin, elle note une légère faiblesse de sa jambe droite. Au cours des deux ou trois jours suivants, cette faiblesse se change en paralysie totale. Un an auparavant, elle a connu un épisode de vision double dans son œil gauche, qui a persisté deux à trois semaines. Après des tests appropriés, on lui apprend qu'elle a la sclérose en plaques. Après six semaines, le problème dans sa jambe droite disparaît en partie, mais une certaine faiblesse demeure.

La SP peut causer une faiblesse des bras, des jambes et du visage. Une telle faiblesse peut se produire dans un côté complet du corps : par exemple, dans la jambe et le bras droits, et le côté droit du visage. Elle peut aussi affecter un seul membre (comme la jambe) ou les quatre. Le niveau de faiblesse est variable, allant d'une légère perte de vigueur jusqu'à la paralysie totale. Elle peut progresser lentement, sur une période de plusieurs années, ou encore rapidement, en quelques heures seulement.

LE TREMBLEMENT ET L'INCOORDINATION

Souffrant de sclérose en plaques depuis six ans, Christine constate un jour que son bras droit tremble de façon incontrôlable quand elle porte une cuillère à soupe à sa bouche. Quand elle essaie de marcher, elle manque d'équilibre même si elle sent de la force dans ses jambes : elle trébuche souvent et a besoin de se servir d'une canne. L'utilisation de celle-ci devient vite une nécessité permanente et, même si Christine continue de marcher, elle manque de confiance et évite les surfaces inégales et les escaliers. Depuis le début du tremblement de sa main droite, elle a de la difficulté à boutonner ses vêtements et son écriture se dégrade.

La SP peut causer l'incoordination des bras et des jambes et, parfois, l'équilibre de la marche est aussi affecté. Pour certaines personnes atteintes de SP, il est impossible de rouler à vélo ou de monter et descendre des escaliers en toute sécurité. Il arrive aussi que leur écriture se dégrade et que des activités motrices fines comme se boutonner ou se déboutonner et insérer une clé dans une serrure deviennent plus difficiles. Parfois, on note également des troubles de la parole et de la déglutition.

LES ENGOURDISSEMENTS ET LES FOURMILLEMENTS

À l'âge de 25 ans, Claire ressent un engourdissement de ses pieds qui s'étend graduellement à ses jambes et à son abdomen, jusqu'au nombril. Ces symptômes apparaissent sur une période de trois jours. « J'ai l'impression de porter un collant trop serré », dit-elle. Elle éprouve aussi des problèmes vésicaux et intestinaux. Après deux semaines, les symptômes disparaissent. Ces changements de sensations et du fonctionnement des intestins et de la vessie sont causés par une démyélinisation ou réaction inflammatoire dans la moelle épinière, que les médecins appellent *myélite*.

Joanne est une libraire de 32 ans, qui a donné naissance à son premier enfant il y a huit mois. Depuis peu de temps, elle éprouve une sensation électrique dans sa colonne vertébrale et ses jambes, quand elle incline la tête vers l'avant. Ce symptôme ne se manifestait pas pendant sa grossesse ou les premiers mois exténuants après la naissance de son bébé.

Chaque personne peut ressentir de temps à autre des engourdissements ou des fourmillements, souvent dus à une mauvaise position du corps. Il suffit de s'installer autrement pour que ces symptômes disparaissent. Par contre, les engourdissements et les changements sensoriels causés par la SP peuvent persister des jours et même des semaines. Le problème de Joanne, appelé *signe de Lhermitte*, est une sensation électrique de fourmillements dans la colonne vertébrale, les bras et parfois les jambes causée par la flexion du cou, qui se produit fréquemment chez les sujets atteints de SP.

LES PROBLÈMES SEXUELS ET LES TROUBLES VÉSICAUX ET INTESTINAUX

Liliane souffre de sclérose en plaques : ses principaux symptômes jusqu'ici sont des fourmillements dans les jambes et des diminutions temporaires de la vision, mais elle remarque aussi, depuis, une urgence mictionnelle. Elle note aussi qu'elle doit uriner plus souvent : huit ou neuf fois par jour, par rapport à trois ou quatre fois auparavant. Ceci la trouble et elle se demande si elle devrait porter constamment une serviette hygiénique. Au début, elle croit souffrir d'une infection urinaire, mais les tests sont négatifs. Son médecin de famille l'adresse à un urologue qui, après des examens et des épreuves diagnostiques, l'informe que son incontinence est due à la SP. Avec l'aide de son médecin, Liliane apprend alors à gérer ses problèmes d'incontinence.

La SP de Michel cause de la faiblesse et des fourmillements dans ses jambes. De plus, il commence à noter un déclin de ses capacités sexuelles : il est fréquemment impuissant, ce qui l'inquiète et l'embarrasse beaucoup. Même quand il réussit à avoir une érection, elle ramollit parfois au moment critique et il est incapable d'éjaculer. Heureusement, sa partenaire ne s'impatiente pas et lui suggère de se faire traiter. On lui propose plusieurs possibilités de traitement et, après un certain temps, sa performance sexuelle redevient presque normale.

La SP entraîne souvent des troubles vésicaux : entre autres, fréquence des mictions (urine peu abondante à intervalles courts, jusqu'à 15 ou 20 minutes), égouttement d'urine (fuite goutte à goutte après la miction), urgence d'uriner (incapacité d'attendre pour uriner), rétention urinaire (lenteur pour commencer à uriner), incontinence urinaire (miction spontanée) et infection urinaire (sensation de brûlure pendant la miction, avec ou sans fièvre). Il peut aussi se produire des troubles intestinaux, comme la constipation et la diarrhée, et les problèmes sexuels sont assez répandus également.

Les caractéristiques
des symptômes de la SP

- *Les symptômes de SP sont aggravés par l'exposition à la chaleur. Par exemple, Jean souffre d'une vision défectueuse dans l'œil droit qui disparaît assez vite. Mais quand il prend un bain chaud ou s'échauffe beaucoup pendant une séance d'entrainement, ce problème visuel réapparaît et persiste jusqu'à l'abaissement de sa température. Line, elle, note que la faiblesse de ses jambes s'accentue après une douche ou un bain chaud, au point qu'elle éprouve de la difficulté à marcher dans la demi-heure qui suit. Appelé* phénomène d'Uhthoff, *l'aggravation des symptômes de la SP après une exposition à la chaleur est courante. La raison n'en est pas connue, mais la chaleur réduit probablement les transmissions neurologiques le long des axones ayant perdu leur gaine de myéline.*

- *Les symptômes de la SP augmentent avec la fatigue. En général, les personnes atteintes sont plus en forme le matin, mais à mesure qu'elles se fatiguent pendant la journée, on note une aggravation de leurs symptômes. La fièvre, un état dépressif et le stress peuvent aussi produire le même effet.*

- *Les symptômes de la SP tendent à se manifester spontanément, puis à disparaître de la même façon. L'apparition de symptômes s'appelle une* rechute *et leur disparition, une* rémission. *Ce qui cause une rémission fait encore l'objet de chauds débats. Elle est peut-être due à la remyélinisation des axones démyélinisés ou à des mécanismes possibles de régénération des axones leur permettant de mieux transmettre des signaux malgré la démyélinisation. Ou encore, il est possible qu'il y ait réduction de l'enflure de la zone enflammée, diminuant ainsi la pression sur l'axone.*

LES SYMPTÔMES BREFS DE SP

Presque tous les symptômes de la sclérose en plaques se manifestent pendant quelques jours ou quelques semaines. Mais occasionnellement, les personnes souffrant de cette maladie ont des symptômes inhabituels ne durant que quelques secondes ou quelques minutes : entre autres, des épisodes fulgurants de douleurs et de fourmillements, des troubles de la parole intermittents, de brèves faiblesses et incoordinations, et même, des spasmes ressemblant à des crampes dans les bras et les jambes.

Dans quelque 5 pour cent des cas, les personnes souffrant de SP sont victimes de crises cérébrales, sous différentes formes. Par exemple, la SP de Nicole ne lui cause pas trop d'ennuis, jusqu'au jour où elle note une faiblesse marquée dans sa jambe et son bras droits. Puis une convulsion généralisée s'ensuit : son corps devient rigide et sa peau bleuit temporairement. La convulsion ne dure qu'une minute environ, pendant laquelle elle perd conscience, mord sa langue et vide sa vessie. Quand elle reprend conscience, elle se sent fatiguée et confuse et ne se rappelle pas ce qui vient d'arriver. Par la suite, des médicaments préviendront l'apparition de nouvelles crises.

———————

Nous devons faire ici une mise en garde importante : si un individu éprouve un ou même plusieurs des symptômes décrits dans ce chapitre, cela ne signifie pas qu'il souffre de SP. Certains des symptômes sont si généraux, que la plupart des gens peuvent les avoir ressentis à un moment ou l'autre. Il nous est tous arrivé de ressentir de la fatigue, de la faiblesse, des engourdissements, de l'incoordination ou des étourdissements, mais seulement une personne sur mille est affectée par la sclérose en plaques. Cette maladie ne peut être diagnostiquée de façon sûre que par un examen neurologique et des épreuves diagnostiques.

CHAPITRE QUATRE

Le diagnostic de la SP

Pour arriver à poser un diagnostic de la sclérose en plaques, il faut consulter un médecin de famille et, habituellement, un neurologue. Ceux-ci recourent souvent à une batterie de tests, mais l'information la plus importante provient des antécédents médicaux du patient et de l'examen neurologique qu'il subit. Toute preuve de la présence de SP est par nécessité indirecte, puisqu'elle affecte des parties de l'organisme difficiles d'accès (cerveau, moelle épinière). Et d'un malade à l'autre, ce ne sont pas toujours les mêmes zones du système nerveux qui sont affectées, ce qui complique encore plus les choses. Un seul test ne suffit donc souvent pas à détecter cette maladie. La plupart des gens accordent une plus grande valeur aux épreuves diagnostiques qu'au jugement du médecin : pourtant, chaque diagnostic de SP est une affaire de jugement. Tel le juge au tribunal qui doit peser tous les faits et énoncer un verdict, le médecin (généralement un neurologue) doit considérer tous les éléments en cause avant de poser un diagnostic. C'est un processus complexe dans le cas de la sclérose en plaques ; ce qui explique pourquoi certains individus souffrent de symptômes neurologiques durant des années, sans savoir qu'ils sont atteints de SP. Et aussi pourquoi il arrive qu'un neurologue dise à un individu qu'il a la SP, alors qu'un autre neurologue peut lui affirmer qu'il ne souffre pas de cette maladie.

LE PROCESSUS DIAGNOSTIQUE

La SP commence souvent lentement : les symptômes peuvent se manifester pendant des mois et même des années avant qu'un individu touché n'en parle à un médecin. Au début, les symptômes sont souvent si faibles ou si vagues, que même un médecin ne reconnaît pas leur importance. Par contre, ils sont parfois beaucoup plus graves et leur apparition, plus soudaine. Lorsqu'il croit qu'un individu souffre d'une affection neurologique, le médecin de famille l'adresse à un neurologue. Celui-ci passe d'abord en revue les antécédents médicaux de ce patient pour connaître ses maladies antérieures, ses symptômes actuels, les médicaments qu'il a pris et les cas (s'il y a lieu) de maladies neurologiques dans sa famille. Sa situation sociale est aussi prise en compte afin d'identifier toutes les causes de stress et de dépression qui pourraient contribuer aux symptômes. On le questionne aussi sur ses habitudes de vie. Ensuite, le neurologue procède à un examen neurologique, qui évalue les mouvements des yeux et du visage, les réflexes, la force musculaire des membres, la sensibilité, la démarche et la coordination, afin de déterminer si d'autres tests sont nécessaires. Pour reprendre l'analogie du tribunal, chaque fait obtenu pendant cette consultation doit être pesé et tout repose sur le jugement du médecin.

LES ÉPREUVES DIAGNOSTIQUES
L'imagerie par résonance magnétique (IRM)

Actuellement, on réalise une image du système nerveux de presque tous ceux qu'on soupçonne d'être atteints de sclérose en plaques, en leur faisant subir une épreuve appelée *imagerie par résonance magnétique*. Ce test est de loin le plus utile de ceux mis au point jusqu'à présent pour détecter la SP. En effet, cette maladie produit de petites zones d'anomalie, surtout dans le cerveau et la moelle épinière (riches en myéline), et l'IRM révèle la structure du système nerveux de façon très détaillée. L'image obtenue par ce procédé montre les lésions sous forme de points, facilement identifiés par un neurologue d'expérience. Tout métal présent dans la tête ou le corps, toutefois, peut empêcher la réalisation de cette épreuve, parce que l'imagerie par résonance magnétique utilise un puissant aimant. En outre, on injecte parfois un produit chimique appelé *substance de contraste* pour augmenter la définition de l'image obtenue. Pendant ce test, qui dure de 15 à 30 minutes, le patient reste étendu dans un petit espace clos (les individus éprouvant de graves problèmes de claustrophobie sont habituellement incapables de tenir jusqu'au bout). Enfin, l'appareil d'IRM produit un niveau de bruit moyen quand il est en opération. À noter : on ne procède généralement pas à ce genre d'épreuve pendant la grossesse d'une patiente.

Habituellement, une image du cerveau réalisée par l'IRM révèle des anomalies chez les personnes touchées par la SP. Mais dans le quart des cas en phase initiale, les traces de la maladie ne sont malheureusement pas visibles sur cette image. De plus, le modèle des anomalies présentes sur une image réalisée par l'IRM n'est pas spécifique seulement à la SP : d'autres états (comme un vieillissement normal) peuvent produire des marques imitant les changements produits pas la SP. Comme tout autre test, l'imagerie magnétique n'est pas parfaite ; c'est pourquoi le neurologue doit utiliser son jugement pour interpréter le résultat. Une image de la moelle épinière faite par l'IRM peut aussi parfois aider à diagnostiquer la SP.

Les potentiels évoqués (PÉ)

Pour l'épreuve des *potentiels évoqués*, on fixe des électrodes au crâne, au cou et aux membres du sujet, puis on stimule les voies nerveuses visuelles, auditives et sensorielles. Ces tests enregistrent la vitesse et les éventuels blocages de l'acheminement au cerveau des signaux nerveux provoqués par les stimulus. Dans la SP, on note en général un ralentissement de la transmission des messages et un affaiblissement de leur intensité. Cet outil diagnostique montre des anomalies du fonctionnement des voies nerveuses dans quelque 65 pour cent des cas de SP en phase initiale. Il est donc particulièrement utile pour les patients dont l'image de l'IRM présente, de façon inattendue, un résultat normal ou indécis. L'équipement nécessaire pour effectuer l'épreuve des PÉ coûte beaucoup moins cher que celui de l'IRM. Et sa réalisation est plus simple, mais demande plus de temps : le test dure d'une à deux heures et ne requiert ni seringue, ni injection, ni radiation. Le seul inconfort qu'il provoque est un léger picotement dans les bras et les jambes pendant la stimulation neurologique pour les potentiels évoqués somesthésiques. Il devra fixer un écran où un jeu de damier bouge pour les potentiels évoqués visuels. Enfin, des écouteurs transmettront un click pour stimuler l'oreille lors des potentiels auditifs. Ils sont sans danger même pour les femmes enceintes.

La ponction lombaire (PL)

Parfois, on analyse aussi le liquide céphalo-rachidien pour y détecter des protéines spéciales appelées *immunoglobulines*, qui sont produites par les lymphocytes B. Puisque ceux-ci sont très actifs dans le système nerveux d'une personne atteinte de SP, une haute teneur en immunoglobulines dans le liquide céphalo-rachidien constitue une indication de la maladie. Pour obtenir le liquide, on procède à une *ponction lombaire* : on insère une aiguille à la base de la colonne vertébrale et on retire quelques gouttes.

Comme une telle épreuve entraîne un inconfort pour le patient, il est évident que certains individus hésitent avant de s'y soumettre. De plus, elle peut provoquer chez certains des maux de tête pendant les jours qui suivent. Cependant, l'information ainsi obtenue est extrêmement utile dans les cas où les épreuves d'imagerie par résonance magnétique et de potentiels évoqués ne sont pas concluants.

La tomodensitométrie

Une épreuve de *tomodensitométrie ou scan* est une autre manière d'obtenir une image du cerveau. Elle implique l'utilisation de la radiation mais elle n'est pas un bon test pour détecter la SP car la définition des images obtenues et la sensibilité du test ne sont pas suffisantes. Toutefois, on y recourt encore de temps à autre pour détecter d'autres anomalies là où l'imagerie par résonance magnétique n'est pas disponible. Ce test dure de 15 à 30 minutes et ne doit pas être réalisé pendant la grossesse.

––––––––

Il n'existe pas de tests sanguins pour indiquer la présence de sclérose en plaques dans un organisme. Mais on procède parfois à des analyses de sang afin de détecter d'autres maladies produisant des effets semblables à ceux de la SP. Cependant, les résultats de ces analyses modifient rarement un diagnostic possible de SP en autre chose.

QUE SIGNIFIE UN DIAGNOSTIC DE SP ?

Pour un médecin, il est très complexe d'en arriver à un diagnostic de sclérose en plaques. En effet, il faut qu'une personne éprouve des anomalies neurologiques dans diverses zones de son système nerveux et en différentes occasions avant qu'on puisse confirmer qu'elle est atteinte de SP. Prenons par exemple le cas d'une personne qui éprouve à un certain moment une vision défectueuse (causée par une inflammation du nerf optique), qui est suivie trois mois plus tard de vertiges dus à une inflammation du tronc cérébral (chaque anomalie doit être corroborée par un examen neurologique et, si nécessaire, des tests complémentaires). Quand un individu présente un tel modèle de symptômes et de signes et que la possibilité qu'il s'agisse d'autres maladies similaires a été écartée, on affirme être en présence d'un cas de SP. Les résultats de l'IRM, des potentiels évoqués et de la ponction lombaire contribuent à démontrer la présence d'une ou de plusieurs anomalies du système nerveux chez un patient. Il est possible de diagnostiquer la SP après une seule poussée si, avec le temps, les images de l'IRM montrent de nouvelles lésions, même si celles-ci n'ont pas déclenché de nouveaux symptômes. Quand une personne n'a eu qu'une seule poussée, on parle à ce moment-là d'une possibilité de SP ou de maladie monophasique. Mais le diagnostic de SP devient définitif lorsque se produisent de nouvelles poussées ou que les images de l'IRM montrent l'apparition de nouvelles lésions.

Seuls certains des individus ayant reçu un diagnostic d'une possibilité de SP développeront éventuellement la forme complète de la maladie. Vu l'énorme impact d'un diagnostic de SP, tant au plan social que psychologique, les neurologues hésitent à se prononcer trop tôt. Un faux diagnostic de SP provoque chez les personnes visées un stress et une inquiétude inutiles. Par contre, cacher trop longtemps à des patients la cause possible de leurs symptômes n'est souvent pas la bonne solution. La situation

Le diagnostic de SP

*Selon un ensemble de règles élaboré récemment (*critères de McDonald*), un diagnostic «positif», «possible» ou «négatif» de SP doit se fonder sur plusieurs éléments : le nombre de poussées, les résultats de l'IRM et les résultats des épreuves de potentiels évoqués et de ponction lombaire. En gros, la probabilité d'avoir la SP augmente en proportion avec le nombre d'anomalies détectées, surtout si celles-ci se développent sur une longue période.*

de chaque personne et son désir d'être informée sont différents : l'approche adoptée devrait donc être adaptée à chaque cas. De nos jours, les neurologues tendent à avertir leurs patients dès que possible, parce que certains traitements hâtifs pourraient leur venir en aide et qu'on reconnaît davantage maintenant leur droit d'être informés sur leur état de santé. Auparavant, alors qu'il n'existait encore aucun traitement pour la SP, on retardait souvent le diagnostic afin d'éviter aux patients, peut-être erronément, l'angoisse déclenchée par une si mauvaise nouvelle.

En général, l'annonce d'un diagnostic de SP déclenche diverses réactions. Certains individus sont confirmés dans leur appréhension et sont soulagés de ne pas avoir de maladie imaginaire. À cause de la façon furtive dont la SP fait son apparition, leurs médecins imputent souvent d'abord leurs symptômes à de la nervosité ou à d'autres facteurs psychologiques. D'autres personnes, quant à elles, sont soulagées de ne pas souffrir d'une maladie encore plus grave. Malgré tout, un diagnostic de SP soulève toujours de la peur et des inquiétudes chez les gens touchés et leurs proches, et certains deviennent anxieux et déprimés. Ceux qui ont reçu un diagnostic de SP dans sa phase initiale, alors qu'il est facile d'ignorer sa présence, affirment parfois que cette annonce a gâché leur vie. Comme dans le cas de tout diagnostic grave, la majorité des malades éprouvent des sentiments souvent contradictoires, qui peuvent varier au fil des heures et des journées.

LES POSSIBILITÉS DE CONFUSION

Plusieurs maladies génèrent des symptômes ressemblant à ceux de la sclérose en plaques : fatigue, faiblesse et engourdissements, entre autres. La fatigue joue un rôle prédominant dans le syndrome de fatigue chronique, mais cette maladie est bien différente de la SP. Dans ce cas, on ne détecte pas d'anomalies lors de l'examen neurologique et les résultats des épreuves diagnostiques (imagerie par résonance magnétique, potentiels évoqués et ponction lombaire) sont normaux. La maladie de Lyme est une infection bactérienne qui cause des anomalies de la peau et des articulations, mais ici, un examen neurologique du système nerveux périphérique aidera à faire le diagnostic différentiel, alors que la SP n'affecte que le système nerveux central. Quant au SIDA, il n'a rien à voir avec la SP et est en fait radicalement différent de la SP sous plusieurs aspects : il s'agit là d'une déficience, plutôt que d'une suractivité, du système immunitaire. Un malade souffrant du SIDA aura un résultat positif au test du VIH et n'éprouvera pas de rémissions spontanées de ses symptômes neurologiques.

Les accidents vasculaires cérébraux sont le plus souvent consécutifs à une obstruction ou à un éclatement d'un vaisseau sanguin. Même si l'IRM montre dans ces cas des anomalies, elles ont une apparence différente de celles dues à la SP. De plus, de tels accidents affectent habituellement des personnes beaucoup plus âgées. Les anomalies du lymphome (tumeur généralement maligne due à une prolifération des cellules du tissu lymphoïde) ont aussi une apparence différente sur l'image obtenue par IRM. En outre, il ne se produit pas de rémissions spontanées des symptômes du lymphome. Une maladie inflammatoire appelée sarcoïdose peut ressembler à la SP par certains aspects, mais elle s'attaque également à d'autres systèmes de l'organisme (par exemple, les poumons). Il en va de même du lupus érythémateux dissé-miné, maladie chronique affectant la peau, les vaisseaux sanguins et les articulations.

Il arrive également que des troubles psychologiques (surtout le stress et la dépression) génèrent des symptômes ressemblant à ceux de la SP : fatigue, fourmillements, engourdissements, faiblesse généralisée. Dans ces cas toutefois, l'examen neurologique et les potentiels évoqués ne révéleront pas d'anomalies. Le neurologue a donc la responsabilité de faire la distinction entre les caractéristiques de la sclérose en plaques et les symptômes semblables d'autres maladies.

QUE RÉSERVE L'AVENIR À CEUX QUI ONT LA SP ?

À la suite d'un diagnostic de sclérose en plaques, les individus touchés veulent que leurs médecins leur expliquent comment la maladie va les affecter. Mais comme les effets de la SP diffèrent d'un malade à l'autre (et aussi chez un même patient avec le temps), il est impossible de décrire avec justesse les effets à long terme dans chaque cas.

Au bout de cinq ans toutefois, les médecins connaissent beaucoup mieux le cours que prendra la maladie chez leur patient. En général, l'évolution de la SP s'effectue selon la règle du tiers : parmi les individus atteints, un tiers ont une forme appelée

« sclérose en plaques bénigne » et se portent très bien, un deuxième tiers éprouvent des symptômes modérés et un dernier tiers, enfin, deviennent sérieusement handicapés. Quinze ans après un diagnostic de SP, environ un sixième des patients sont relégués au fauteuil roulant et, au total, la moitié ont besoin d'une certaine aide pour marcher (canne, marchette ou fauteuil roulant). Vingt-cinq ans après le diagnostic, deux tiers des patients peuvent encore marcher, quoique certains doivent se servir d'une canne ou d'une marchette, et un tiers utilisent le fauteuil roulant la plupart du temps.

Il est important de se rappeler qu'il existe deux principales formes différentes de SP : récurrente-rémittente et progressive. Comme chaque type de sclérose en plaques requiert des traitements différents, il est crucial que le neurologue précise à chaque patient de quelle SP (syndrome clinique isolé, récurrente-rémittente, progressive primaire ou progressive secondaire) il souffre. Environ la moitié des personnes atteintes ont la SP récurrente-rémittente et l'autre, la SP progressive. De plus, la SP récurrente-rémittente peut varier énormément d'un cas à l'autre et la SP progressive peut être progressive dès le début (progressive primaire) ou ne commencer à l'être qu'après une phase récurrente-rémittente de plusieurs années (progressive secondaire). La SP progressive entraîne bien sûr une augmentation progressive de l'invalidité chez les individus touchés. Toutefois, la sclérose en plaques ne progresse pas à l'infini. Après une période de temps variable, elle atteint habituellement un plateau, sans autre augmentation significative de l'invalidité. Les individus atteints de SP progressive auront davantage besoin d'un fauteuil roulant et auront un handicap plus sévère. Les patients connaissant des rémissions entre leurs poussées ont habituellement une invalidité allant de légère à modérée.

D'autres facteurs affectent également le pronostic de la maladie. Parmi eux, les plus importants sont probablement les symptômes se manifestant chez chaque patient. S'ils sont visuels

Les catégories cliniques de la sclérose en plaques

- **Syndrome clinique isolé** *C'est la première manifestation d'un ensemble de signes neurologiques caractéristiques de la SP, indiquant la présence possible de cette maladie. Cette poussée de symptômes laisse souvent de nombreuses lésions, qui sont visibles sur l'image du cerveau réalisée par l'IRM.*

- **Sclérose en plaques récurrente-rémittente (cyclique)** *Les poussées (rechutes) de symptômes sont suivies d'améliorations partielles ou complètes (rémissions). Il n'y a pas de détérioration de l'état de santé entre les poussées au début.*

  La sclérose en plaques bénigne *est un sous-type de la SP récurrente-rémittente. Elle s'accompagne de symptômes moins graves, souvent d'ordre sensoriel, et est consécutive à une ou deux poussées avec rémission totale. Le nombre de patients atteints de SP bénigne diminue avec les années : 60 pour cent après 10 ans, puis à 40 pour cent après 20 ans et, enfin, à 25 pour cent après 30 ans.*

- **Sclérose en plaques progressive** *L'invalidité augmente lentement et continuellement, avec ou sans rémissions.*

  Dans la SP progressive primaire, *l'invalidité augmente lentement dès le début de la maladie. Un sous-type rare de cette forme, la* sclérose en plaques progressive-rémittente, *produit des rechutes pendant le cours de la maladie, qui est progressive dès le début. La SP progressive primaire se déclare généralement chez des individus dans la quarantaine : c'est la seule forme de SP qui affecte également les individus des deux sexes.*

  Dans la SP progressive secondaire, *la maladie devient progressive après une phase initiale de SP récurrente-rémittente. Éventuellement après 5 à 25 ans ou plus, la plupart des cas de SP récurrente-rémittente évoluent vers la SP progressive secondaire. Pour désigner la SP progressive secondaire où il se produit des rechutes soudaines pendant le cours d'une détérioration graduelle, on utilise le terme* SP rémittente-progressive, *mais ce terme est source de confusion (rémittente-progressive n'est pas la même chose que progressive-rémittente).*

ou sensitifs, l'invalidité résultante sera de légère à modérée. Par contre, si la faiblesse des membres et l'incoordination sont les symptômes principaux, l'invalidité sera probablement grave. De fréquentes poussées et l'impossibilité de se rétablir après une poussée laissent supposer aussi une plus grande invalidité.

En général, la maladie est plus grave chez les hommes que chez les femmes atteints de SP et on n'en connaît pas la raison. En outre, plus on est âgé au moment du diagnostic de SP, et plus vite les symptômes neurologiques tendent à s'aggraver. La SP progressive, qu'elle soit primaire ou secondaire, évolue au même rythme. La SP progressive primaire et la SP progressive secondaire devraient être considérées non comme des SP différentes, mais plutôt simplement comme des stades différents de la maladie.

Jusqu'à maintenant, les épreuves diagnostiques telles que l'imagerie par résonance magnétique, les potentiels évoqués et la ponction lombaire ne peuvent pas prévoir l'avenir avec exactitude. Cependant, notre connaissance des facteurs pronostiques nous permet de déterminer les individus qui requerront des traitements plus agressifs (et potentiellement plus risqués) comme la chimiothérapie et les greffes de moelle osseuse.

Le point peut-être le plus important au sujet de la sclérose en plaques est le suivant : en général, cette maladie n'est pas aussi terrible que ne le pensent la plupart des gens. Bien sûr, on a tendance à remarquer davantage les personnes qui sont très handicapées par la SP. Mais un très grand nombre d'individus atteints de cette maladie (collègues, amis, parents, etc.) ont une vie bien remplie et satisfaisante, avec peu ou pas d'invalidités visibles.

CHAPITRE CINQ

La gestion des symptômes

Les personnes qui ont la sclérose en plaques doivent toujours se rappeler que *tous* leurs problèmes ne sont pas causés par cette maladie. Elles sont aussi susceptibles que les autres gens d'avoir le rhume, la grippe, des fractures des os, des ulcères, le diabète, etc. Il faut donc s'assurer de recevoir un traitement médical dans chacun des cas, plutôt que de faire porter uniquement à la SP le blâme pour tous les symptômes qu'on éprouve.

Il est possible de gérer les symptômes de la SP pour les soulager partiellement et temporairement. Le profil des symptômes comprend les poussées (attaques de détérioration majeures à court terme) et les troubles qui durent plus longtemps et fluctuent légèrement chaque jour.

Avec la SP, les poussées ou attaques (rechutes) se produisent souvent. Une rechute est l'apparition d'un nouveau symptôme neurologique ou une détérioration marquée d'anciens symptômes neurologiques : elle dure plus de 24 heures et n'est pas accompagnée de fièvre ou de maladie aiguë. Ceci est un aspect important, car une fièvre ou une maladie peuvent faire émerger soudainement des symptômes latents (cachés) de SP. (Quand la fièvre disparaît, les symptômes font de même.)

On croyait autrefois que chaque rechute indiquait le développement d'une nouvelle plaque de démyélinisation dans le cerveau. Mais on sait maintenant que seulement une plaque sur dix génère des symptômes : il y a donc dix fois plus de plaques que de poussées de SP. En outre, une poussée peut se produire à cause de la création d'une nouvelle plaque ou de l'agrandissement d'une plaque déjà existante. C'est probablement son emplacement dans le système nerveux qui détermine si une plaque causera ou non des symptômes. Les plaques situées dans les hémisphères du cerveau ont moins tendance à générer des symptômes que celles se trouvant dans le tronc cérébral ou la moelle épinière. Pendant une rechute, les personnes souffrant de SP éprouvent un nouveau symptôme dans 20 pour cent des cas et une détérioration d'un symptôme déjà existant dans 80 pour cent des cas.

Il ne faut pas confondre une rechute avec une *fluctuation*, ou léger changement, des symptômes. Une fluctuation se produit à cause de certains facteurs comme le stress, la fatigue ou des troubles émotifs, et sa gravité varie en proportion directe avec l'intensité du facteur responsable. Quand ce facteur est éliminé, les symptômes reviennent à leur niveau habituel. Les fluctuations se produisent d'heure en heure, alors que les poussées durent une journée ou plus. Les fluctuations n'ont pas besoin d'être traitées avec des stéroïdes et ne sont pas des indications que la SP d'un patient est hors de contrôle. On y fait face en s'occupant de ce qui les cause : stress, fatigue ou troubles émotifs. Bien sûr, il est souvent difficile de savoir si on est en présence d'une fluctuation ou d'une rechute, mais avec l'expérience, on apprend à les distinguer l'une de l'autre.

LES RECHUTES

Les médecins classent les rechutes en trois groupes : légères, modérées et graves. Ces catégories reflètent le niveau d'incapacité généré par les symptômes. Par exemple, une nouvelle faiblesse de la main droite est une rechute légère ; une nouvelle faiblesse du bras droit, une rechute modérée ; et une nouvelle faiblesse de la jambe et du bras droits accompagnée d'une grande difficulté à coordonner les membres ou la démarche, une rechute grave.

De toute évidence, il vaut mieux empêcher les rechutes de se produire. Voici une stratégie de prévention en trois points : diminuer le stress, éviter les situations exacerbant la SP et se protéger des infections virales. En outre, il est vital de prendre plus de repos quand une rechute se produit. Durant celle-ci, il est conseillé de rester chez soi pendant au moins 7 à 10 jours. Ce n'est pas une bonne idée de continuer à travailler pendant une rechute et cela peut même ralentir son rétablissement. À ces moments-là, il est contre-indiqué aussi de se livrer à des activités physiques intenses : c'est plutôt le temps de se détendre et de reprendre des forces.

Si leurs symptômes ne sont pas trop lourds, certains individus atteints de SP n'ont pas besoin de pharmacothérapie en cas de rechute légère. Après une certaine période (allant de quelques jours à quelques mois), l'état des personnes touchées commence en général à s'améliorer. Environ 60 pour cent d'entre elles sont en bonne voie de rétablissement en huit semaines ou moins. Malheureusement, il arrive fréquemment que les nouveaux symptômes ne disparaissent pas complètement : plus on est affecté par la SP depuis longtemps, et moins les chances de rétablissement à l'état de santé qu'on avait avant la rechute sont grandes. Les rechutes modérées et graves nécessitent une thérapie aux stéroïdes, mais certains patients préfèrent quand même les surmonter sans y recourir et s'en tirent habituellement bien.

Le traitement aux corticostéroïdes pour les cas de rechute

Les stéroïdes servant au traitement des rechutes de sclérose en plaques sont de puissants médicaments produisant plusieurs effets secondaires, mais ils sont complètement différents des stéroïdes anabolisants consommés par certains athlètes pour améliorer leur performance. Les stéroïdes utilisés pour la SP sont des *corticostéroïdes* semblables à l'hormone *cortisol* : ils sont sécrétés par les glandes surrénales, situées juste au-dessus des reins. Une des fonctions du cortisol est de gérer la réaction de l'organisme au stress.

Les stéroïdes sont pris par voie buccale (cortisone, prednisone, décadron) ou injectés par voie intraveineuse (hydrocortisone, méthylprednisolone). L'hormone adrénocorticotrope (ACTH), stimulant la sécrétion du cortisol, est un médicament plus ancien qui n'est guère plus utilisé.

Comment devrait-on administrer les stéroïdes pendant les rechutes de SP ? La réponse n'est pas simple. Durant la décennie 1960 et le début de la décennie 1970, l'ACTH était en général injectée par voie intramusculaire deux fois par jour pendant environ une semaine. Puis du milieu des années 1970 jusqu'au début des années 1990, les médecins utilisaient habituellement

Les effets secondaires possibles des stéroïdes

Usage à court terme
- *réaction allergique*
- *insomnie*
- *troubles psychiatriques*
- *maux d'estomac*
- *rétention hydrique*
- *augmentation de l'appétit*
- *acné*
- *détérioration osseuse (rare)*

Usage à long terme
- *prise de poids*
- *hypertension artérielle*
- *cataractes*
- *durcissement des artères*
- *diabète*
- *infections mettant en danger la vie du malade*
- *ostéoporose ou autre détérioration osseuse*
- *durant la grossesse, malformation cardiaque ou division palatine chez le fœtus*

des comprimés de prednisone : une forte dose au début, suivie de doses diminuant graduellement sur deux à six semaines. Pendant la décennie 1980, des traitements courts de fortes doses de stéroïdes injectés par voie intraveineuse remplacèrent les comprimés de prednisone. Dans les cas de rechutes particulièrement graves, les médecins pouvaient prescrire des stéroïdes administrés par voie intraveineuse d'abord, et ensuite, par voie buccale. On n'a pas encore établi de façon certaine quelle est la meilleure façon d'administrer les stéroïdes pour le traitement des rechutes, ni défini la dose la plus appropriée.

Il ne faut pas oublier que, même si les stéroïdes accélèrent la guérison après une rechute, ils n'améliorent pas le degré de cette guérison et ne préviennent pas non plus les poussées subséquentes. Même en l'absence d'un traitement aux stéroïdes, la poussée diminue habituellement d'elle-même.

Les effets secondaires immédiats possibles découlant de l'usage de stéroïdes sont : réaction allergique au médicament ou à ses composantes chimiques, insomnie, troubles psychiatriques, maux d'estomac, rétention hydrique, augmentation de l'appétit, aggravation de l'acné. Très rarement, ils peuvent aussi produire une détérioration osseuse appelée *nécrose avasculaire*, même après une seule cure de stéroïdes.

Malgré de tels problèmes potentiels, les patients tolèrent généralement bien les stéroïdes quand ils sont administrés en petites séries durant quelques jours ou quelques semaines seulement. Chez certains individus, ils provoquent même une certaine exubérance.

Toutefois, il est possible d'amenuiser la plupart des effets secondaires. Ainsi, un tranquillisant (somnifère) peut régler un problème d'insomnie. Et on peut soulager les maux d'estomac avec des médicaments antiulcéreux comme le ranitidine, à raison de deux comprimés par jour. De plus, à l'exception de la nécrose avasculaire qui détériore les os de façon permanente, on peut s'occuper des effets secondaires en arrêtant le médicament si nécessaire.

L'usage à long terme des stéroïdes contre la SP n'est pas recommandé, parce que ces médicaments perdent leur efficacité à la longue. Il faut souligner aussi que l'usage à long terme produit presque toujours des effets secondaires importants. Le patient prend du poids, surtout au visage et au torse, et il semble boursouflé. D'autres problèmes peuvent également apparaître : hypertension artérielle, cataractes, durcissement des artères, diabète, infections mettant en danger la vie du malade et ostéoporose (qui peut causer des fractures). L'usage de stéroïdes pendant la grossesse peut entraîner des malformations cardiaques ou une division palatine chez le fœtus, mais cela est plutôt inhabituel.

Les gens demandent souvent à leurs médecins de leur prescrire des stéroïdes, parce qu'ils se sentent mieux quand ils prennent ce médicament. Malheureusement, cet effet ne dure

L'immunisation ?

Auparavant, on disait aux individus atteints de SP que les immu-nisations pouvaient provoquer des rechutes. Mais des chercheurs aux États-Unis ont trouvé récemment que, du point de vue statistique, les vaccins contre la grippe ne sont pas associés à une augmentation ou à une diminution des rechutes, sur lesquelles ils ne semblent avoir aucun impact. Toutefois, chaque neurologue traitant la SP a son opi-nion à ce sujet. Il faut donc en discuter avec son médecin.

La chirurgie ?

La plupart du temps, les gens souffrant de SP peuvent subir une in-tervention chirurgicale sans incident, mais il arrive que certains aient une rechute. Donc, si une opération est nécessaire, il faut s'y sou-mettre sans arrière-pensée, car il n'est pas prouvé qu'elle puisse pro-voquer une rechute. La SP ne doit pas empêcher un patient de se pré-valoir d'une intervention dont il a vraiment besoin.

L'anesthésie épidurale ?

Les docteurs utilisent les épidurales (où l'anesthésique est injecté dans la dure-mère, membrane externe de la moelle épinière) surtout pen-dant les accouchements. Il n'existe aucune preuve définitive que l'anesthésie épidurale aggrave la SP, malgré les préoccupations de longue date à ce sujet. Si une personne atteinte de SP a besoin d'une épidurale, elle devrait la recevoir. Mais si ce n'est pas nécessaire, il vaut mieux s'abstenir de lui en administrer une.

pas. Dans les cas avancés, les patients notent souvent une détérioration marquée de leur état à mesure que leurs doses de stéroïdes diminuent ou qu'ils cessent de prendre ces médica-ments. Toutefois, quand ils découvrent les dangers potentiels de l'usage à long terme des stéroïdes, ils préfèrent les cures de ce médicament qui ne durent que quelques semaines.

On peut recourir aux stéroïdes plus d'une fois par an comme traitement pour les rechutes. En général, plus ils sont utilisés souvent, moins ils sont efficaces. Néanmoins, ils constituent la pierre angulaire du traitement en cas de rechute de sclérose en plaques. Quoique les chercheurs explorent les possibilités d'autres pharmacothérapies, on ne dispose pas encore de meilleures solutions de remplacement. Il est donc probable que les stéroïdes demeureront le principal médicament pour les rechutes de SP durant les prochaines années. Ils réduisent beaucoup la durée de la douleur et ils permettent même de sauver des vies, dans les rares cas où une attaque neurologique met en danger la vie d'un malade.

LA FATIGUE

Les deux meilleures façons de faire face à la fatigue causée par la SP sont les suivantes : l'optimisation de l'utilisation de son énergie et la prise d'un médicament antifatigue.

Une stratégie pour conserver son énergie

L'énergie est une ressource précieuse qu'il faut conserver autant que possible. Voici les éléments d'une stratégie pour optimiser son utilisation :

1. *Choisir ses priorités* : accomplir d'abord les activités les plus importantes.
2. *Planifier adéquatement* : s'acquitter efficacement des activités nécessaires, sans perdre de temps et d'énergie.
3. *Adopter le bon rythme* : travailler pendant de courtes périodes, puis prendre du repos. Le temps alloué à chaque activité doit être en relation avec le niveau général de sa fatigue. Les individus atteints de SP ont une meilleure performance après un repos prolongé : ils ont donc plus d'énergie le matin. En fin

d'après-midi ou le soir, plusieurs d'entre eux sont épuisés et cela a un impact négatif sur leur performance.

4. *Avoir de la patience* : garder le moral, sans s'impatienter de ses faiblesses, et encourager les gens de son entourage à faire preuve de patience également. Il est préférable d'accepter la réalité : une personne souffrant de SP prend plus de temps pour réaliser la majorité des activités, en particulier celles qui requièrent un effort mental ou physique soutenu.

En fait, les individus touchés par la SP doivent déterminer leur niveau de fatigue et la meilleure manière de la gérer. Il leur sera utile d'établir un horaire quotidien ou hebdomadaire de leurs activités et de répartir les tâches dans la journée ou la semaine, selon l'énergie disponible. Un repos de cinq à dix minutes par heure peut aussi leur être bénéfique et leur permettre de fonctionner jusqu'à la fin de la journée. (Pendant les périodes de repos, il ne faut rien faire du tout.) Enfin, il est préférable pour eux de faire d'aussi longues nuits de sommeil que possible.

En outre, les ergothérapeutes peuvent venir en aide aux patients en leur conseillant les meilleures manières de planifier leur vie, de simplifier leur travail et d'accomplir leurs activités sans perte de temps et d'énergie.

L'adaptation du milieu de vie

Si c'est possible, il est aussi conseillé aux individus atteints de SP d'adapter leur domicile en vue d'épargner le plus possible leur énergie. Voici donc quelques suggestions qui peuvent être utiles, ou non, selon les cas. Ces conseils pratiques sont présentés dans l'ordre suivant : des plus faciles et plus économiques à réaliser aux plus difficiles et plus chers. Il faut aussi se rappeler que les besoins des personnes touchées évoluent avec le temps : les suggestions qui suivent ne sont que des conseils destinés à leur faciliter la vie. Le plus important est que les endroits de travail et de détente soient le plus sécuritaire et le plus confortable possible pour ces individus et qu'ils soient aménagés de façon à leur éviter autant que possible d'avoir à s'étirer, à se pencher et à soulever des objets lourds.

- Pour des raisons de communication et de sécurité, l'accès au téléphone est primordial. Un appareil mobile ou un cellulaire éliminent le besoin de se précipiter quand le téléphone sonne. On peut aussi programmer les numéros importants, qu'on compose ensuite en appuyant pour chacun sur un seul bouton.

- Pour se déplacer plus facilement chez soi, il est recommandé de ne pas encombrer les pièces avec trop de meubles et un désordre envahissant. Il est plus facile de se déplacer sur des sols à surface lisse que sur des tapis. Attention aux bordures de tapis et aux seuils de portes élevés, qui peuvent faire trébucher. Les meubles de ceux qui utilisent un fauteuil roulant ou un fauteuil tricycle, doivent être d'une hauteur pratique.

- C'est une bonne idée d'installer un petit frigo et un four à micro-ondes dans une pièce où l'on passe beaucoup de temps.

- Si nécessaire, on peut utiliser un lève-patient, dispositif permettant de soulever et de déposer un individu à peu près n'importe où. Un lit d'hôpital réglable représente un gros investissement, mais il peut être très utile : entre autres, il permet de se mettre au lit et d'en sortir plus facilement.

- Pour faciliter l'accès à un domicile, on peut installer une rampe pour les déplacements en fauteuil roulant ou avec un ambulateur. Afin d'accommoder le passage de ceux-ci, il peut être nécessaire aussi d'élargir certaines portes.

La salle de bains

- Des barres de soutien sont très utiles pour se lever de la toilette ou sortir de la baignoire. Il est plus aisé de se lever de la toilette si elle est plus haute : on peut y installer un siège surélevé.

- Il est plus facile d'utiliser une douche (munie d'un rideau plutôt que d'une porte coulissante) qu'une baignoire. Si on désire quand même prendre un bain, un large rebord recouvert de carreaux de céramique à une extrémité (ou aux deux) de la baignoire permet d'y entrer et d'en sortir plus facilement ou d'y ranger des objets à portée de main.

La cuisine

- Il est bien de garder à portée de main les objets dont on se sert le plus souvent. Des panneaux perforés munis de crochets sont très commodes pour le rangement.
- La préparation des repas doit être simplifiée au maximum et requérir le moins d'efforts possible. Mieux encore, une personne bien portante devrait s'en charger.
- Les surfaces de travail doivent être à un niveau confortable. Si c'est possible, il vaut mieux être assis pour préparer les repas et laver la vaisselle.
- Les tablettes coulissantes et les plateaux tournants sont plus faciles à utiliser que les bacs de rangement profonds.
- Il est plus aisé d'atteindre les boutons de contrôle de la cuisinière placés à l'avant plutôt qu'à l'arrière de celle-ci. Les surfaces de cuisson lisses sont plus faciles à nettoyer.
- Il est conseillé d'utiliser une desserte stable pour transporter des groupes d'objets et desservir la table.
- Si on se déplace en fauteuil tricycle, il est parfois nécessaire d'enlever les portes d'armoire sous l'évier de la cuisine et d'y installer un repose-pieds. La meilleure solution (et aussi la plus chère) est d'installer un évier mural d'accès facile.

Le soin des bébés et des enfants

- Il ne faut pas forcer les muscles du dos lorsqu'on soulève un bébé ou un enfant et on doit garder celui-ci tout contre son corps, en se servant au besoin d'un bras comme soutien. De plus, on doit être bien en équilibre pour soulever un enfant et faire preuve de prudence dans les escaliers ou sur un sol mouillé.
- Quand c'est possible, il est préférable de prodiguer des soins

à un bébé en le posant sur une surface à la hauteur d'un comp-
toir et d'éviter de se pencher ou de s'étirer.

- Il vaut mieux se servir de couches jetables, parce qu'elles sont
plus pratiques que les couches réutilisables.
- C'est plus simple d'habiller les petits, si leurs vêtements et
leurs chaussures ont des fermetures velcro : elles sont plus faciles d'utilisation que les boutons et les lacets.
- On peut demander à un enfant plus âgé de monter sur un ta-
bouret afin de l'aider à s'habiller ou à se laver plus facilement.

La sécurité

La sécurité relève habituellement du bon sens. La planification
d'un milieu sécuritaire est particulièrement importante pour une
personne éprouvant des troubles de la vision, de la mobilité ou de
la mémoire. Pour elle, la prévention des crimes, des incendies et
des accidents devrait être la première priorité. À cause du stress
causé par un incendie, une crise de sa maladie ou autres, il peut
lui être alors beaucoup plus difficile de fonctionner dans de telles
circonstances. Il faut donc qu'elle s'assure d'être capable, même
dans les pires situations, d'atteindre et d'utiliser le téléphone, ainsi
que les portes et les verrous essentiels. On peut aussi demander
aux services de police et d'incendie de mener une inspection de
sécurité de son domicile.

Le détail le plus important pour sa sécurité est de prévoir
un parcours d'évacuation pratique, bien planifié et très familier
en cas d'urgence. Il est aussi préférable de ne pas fumer chez soi
et de toujours vérifier que la cuisinière est éteinte, et les portes et
fenêtres bien verrouillées, et ainsi de suite.

Un judas optique installé sur la porte d'entrée permet de
voir qui est à l'extérieur avant de décider ou non d'ouvrir. Un système d'interphone relié à la porte d'entrée représente aussi une
bonne solution. Il vaut toujours mieux ne pas ouvrir la porte à des
gens qu'on ne connaît pas, surtout quand on est seul.

Chaque domicile doit être muni de détecteurs de fumée :

Au bureau

Les règles concernant l'utilisation efficace de son énergie s'appliquent aussi au milieu de travail. Il faut y adopter un rythme confortable et s'allouer de fréquentes pauses, le cas échéant. Un individu atteint de sclérose en plaques peut également discuter de la SP et de ses effets avec son employeur et lui fournir des renseignements sur sa maladie. (Avant de le faire, on peut consulter la rubrique «L'emploi: Quand faut-il avertir son employeur?» au Chapitre sept.)

De plus, une personne qui a la SP doit régler la hauteur de son bureau et de sa chaise pour maintenir une bonne posture, garder les épaules droites et éviter toute tension à la nuque. Une chaise qui soutient bien le dos est très importante.

Enfin, la pièce où on travaille doit être aménagée pour faciliter l'accès aux classeurs, armoires, terminaux d'ordinateurs, etc. On peut aussi ajouter, si on le désire, un dispositif au combiné du téléphone afin de lui permettre de s'appuyer sur l'épaule, libérant ainsi les mains pendant les longues conversations.

on doit les vérifier chaque semaine et en changer les piles régulièrement, selon le mode d'emploi du manufacturier. Il faut également installer un détecteur d'oxyde de carbone.

Ceux qui éprouvent beaucoup d'étourdissements ou ont de la difficulté à se déplacer peuvent ressentir le besoin d'un émetteur individuel d'alerte, qu'on porte autour du cou: en cas d'urgence, il alertera un membre de la famille ou une entreprise de surveillance. On peut aussi se procurer un chien spécialement entraîné pour ouvrir les portes, prendre des objets et procurer un soutien physique et émotif.

Les médicaments pour gérer la fatigue

Plusieurs médicaments aident à soulager les symptômes de fatigue reliés à la SP. Environ la moitié des individus qui en consomment obtiennent un soulagement suffisant pour justifier leur utilisation à long terme. Ces médicaments donnent d'excellents résultats dans le traitement de la fatigue et de la lassitude accablantes générées par la SP. Mais ils n'éliminent pas les sensations normales de fatigue. Mais avant de prendre tout médicament, il est préférable de trouver d'abord la cause de son épuisement : fatigue réellement liée à la SP, réduction de l'endurance, état dépressif non diagnostiqué ou, simplement, lassitude normale éprouvée à la fin d'une dure journée.

Le *modafinil* a d'abord été conçu pour traiter la narcolepsie (trouble du sommeil), mais il a été récemment déclaré efficace contre la fatigue reliée à la SP. Même s'il ne fonctionne pas dans tous les cas, il soulage beaucoup de patients et c'est mon premier choix pour traiter ce problème. Il a des effets secondaires légers, qui peuvent comprendre l'insomnie et une sensation de nervosité.

L'*amantadine* augmente les niveaux de dopamine dans le cerveau. La dopamine est un acide aminé qui facilite les communications entre les neurones. On ne connaît pas les raisons précises de son utilité en cas de SP, mais elle semble être un stimulant général léger. Lorsqu'ils prennent ce médicament, certains individus rapportent des difficultés à dormir. Il a aussi d'autres effets secondaires potentiels, mais ceux-ci sont assez rares et ne causent pas de problèmes significatifs.

Le *méthylphénidate* est une amphétamine dont les médecins se servent pour traiter l'obésité et le trouble du déficit d'attention. Il peut générer une dépendance et, parce que c'est un puissant stimulant, avoir des effets indésirables sur la tension artérielle et le fonctionnement cardiaque, mais une grande majorité des patients qui en prennent ne rapportent aucun effet secondaire significatif. Le méthylphénidate peut causer l'insomnie, son effet secondaire le plus répandu.

Depuis peu, les médecins commencent à utiliser des médicaments antidépresseurs, comme la *fluoxétine*, pour traiter la fatigue de certaines personnes atteintes de SP. Ce qui soulève la question suivante : une partie de la fatigue détectée chez les patients souffrant de SP serait-elle en fait un état dépressif ?

LA DOULEUR

Beaucoup de gens pensent que la sclérose en plaques est une maladie sans douleur. En fait, de 20 à 50 pour cent des individus atteints de SP disent ressentir des douleurs importantes. Il va de soi qu'ils éprouvent toutes les douleurs affligeant les autres personnes non affectées par cette maladie, mais certaines de leurs douleurs indiquent un problème neurologique. Elles sont produites par des courts-circuits dans les voies nerveuses, qui acheminent les impulsions électriques au cerveau et à la moelle épinière.

La *névralgie faciale*, aussi appelée *tic douloureux*, est une douleur lancinante et atroce ne durant que de quelques secondes à quelques minutes. Dans les cas de SP, elle disparaît souvent d'elle-même après quelques mois. Pour atténuer cette douleur, on administre de la *gabapentine*, de la *carbamazépine*, de la *phénytoïne* ou du *baclofène* (quoiqu'on utilise ce dernier plus souvent en cas de raideur des membres). Ces médicaments apaisent les courts-circuits causant la douleur. Tous les quatre ont des propriétés sédatives : il faut donc commencer avec de petites doses, qu'on augmente graduellement jusqu'à une dose contrôlant adéquatement la douleur. Si la douleur persiste, on recourt à une intervention chirurgicale nommée *radicotomie percutanée* (*rhizotomie percutanée*). Elle se pratique sous anesthésie locale et consiste à sectionner le nerf causant la douleur. Cette intervention produit un soulagement chez la plupart des patients, mais entraîne un engourdissement facial ; c'est pourquoi les médecins ne la recommandent qu'en dernier recours.

Un autre symptôme douloureux observé chez les individus souffrant de SP est le *signe de Lhermitte*. Il s'agit d'une douleur parcourant la moelle épinière jusque dans les bras ou les jambes quand une personne plie le cou. Cette brève sensation, plus inquiétante qu'inconfortable, révèle un problème de la moelle épinière au niveau de la nuque. Même si ce signe peut se manifester à tout stade de la sclérose en plaques, il est plus fréquent en phase initiale de la maladie.

La *dysesthésie* est un trouble de la sensibilité, non motivé par un stimulus extérieur ni provoqué par un contact normal : il est caractérisé par une diminution ou une exagération dans la perception des sensations. Elle cause une sensation de brûlure et de fourmillement qui se manifeste le plus fréquemment dans les membres. On la soulage avec de la gabapentine, de la carbamazépine et de la phénytoïne. Ou encore, une petite dose de l'antidépresseur *amitriptyline* peut souvent apporter un soulagement. Les crèmes contenant des irritants (ex. : capsicine) et qu'on applique sur la peau sont quelque peu utiles, quoiqu'elles substituent une autre sensation de brûlure à la première. On peut aussi essayer la *neurostimulation transcutanée* (TENS), qui envoie de faibles stimulations électriques dans la zone douloureuse. L'appareil qu'on utilise à cette fin est d'un petit format portable et ne coûte pas très cher. On se sert aussi d'autres techniques de gestion de la douleur, dont le biofeedback, la méditation et l'acupuncture (voir plus loin dans ce chapitre). Mais leur efficacité varie grandement d'un sujet à l'autre et il est malaisé de prédire qui en tirera des bénéfices.

L'efficacité des analgésiques comme l'acide acétylsalicylique (communément désigné sous le nom d'aspirine), la codéine, l'acétaminophène (ou paracétamol), les anti-inflammatoires et les narcotiques varie aussi énormément, même s'ils apportent un certain soulagement. Comme les narcotiques créent une dépendance, on doit toujours faire preuve de prudence dans leur utilisation, mais ils sont parfois nécessaires lorsque rien d'autre ne fonctionne.

Les individus atteints de SP éprouvent souvent des lombalgies (douleurs lombaires), mais ce n'est pas la maladie elle-même qui les cause. Pas plus qu'elle n'est responsable de la dou-

Le débat sur la marijuana

Qu'en est-il de l'utilisation de la marijuana comme traitement des symptômes de la SP, tels la douleur, la spasticité ou le tremblement ? Quoique la recherche ne soit pas encore très avancée dans ce domaine, il semble que, pour certains patients, fumer de la marijuana apporte un soulagement de ces symptômes. Toutefois, cela peut aussi entraîner une intoxication et les effets à long terme de cette substance ne sont pas connus. L'utilisation de la marijuana devrait être une mesure de dernier recours, effectuée sous supervision médicale et en respectant les lois en vigueur.

leur ou de l'enflure des articulations. Les douleurs au dos ou dans les articulations résultent souvent d'un changement dans la démarche ou la posture, qui exerce trop de pression dans ces parties du corps. Le fait, pour des personnes déjà affaiblies, de lever des charges lourdes ainsi que de faire des torsions et des flexions inappropriées peut aussi être un facteur contributif. Ces mouvements tendent à irriter les nerfs de la moelle épinière ou même à causer une hernie discale. Le thermo-massage (massage avec chaleur) et l'ultrasonothérapie sont souvent à même de soulager ce genre de douleurs, tout comme les exercices conçus pour atténuer les spasmes des muscles du dos. On se sert parfois aussi de médicaments tels la *cyclobenzaprine* et le *méthocarbamol*.

Évidemment, il faut d'abord diagnostiquer correctement la cause de toute douleur avant de pouvoir administrer le traitement approprié. Dans la sclérose en plaques, la douleur n'est pas, en soi, l'indication d'une aggravation de la maladie.

LES TROUBLES VÉSICAUX

L'évacuation normale de la vessie dépend d'un bon fonctionnement des voies nerveuses entre le cerveau et le centre du réflexe de miction, situé à la base de la moelle épinière. Lorsque la vessie d'une personne est pleine, elle est suffisamment tendue pour stimuler les nerfs de ses parois. Les nerfs envoient ensuite un signal au centre du réflexe de miction qui, à son tour, envoie un signal au cerveau : la personne ressent alors le besoin d'uriner. Puis le cerveau communique au centre du réflexe de miction, puis au sphincter urétral (muscle contrôlant l'écoulement de l'urine) leur disant soit de se relâcher pour permettre l'évacuation de l'urine (miction), soit de se contracter pour retarder celle-ci. Chez les individus atteints de SP, ces voies nerveuses peuvent être détériorées. L'emplacement de cette dysfonction déterminera le type de troubles vésicaux qui se manifesteront, et ceux-ci influeront sur le choix du traitement. Dans la SP, il existe trois types de dysfonctions de la vessie.

La petite vessie spastique

Le premier type de trouble vésical, la petite vessie spastique, est aussi le plus répandu. Il découle de la démyélinisation des voies nerveuses entre le centre du réflexe de miction et le cerveau. Dans ce cas, la question de vider ou non la vessie échappe au contrôle volontaire de l'individu et la miction devient alors chez lui une action réflexe du signal de «plénitude». Ce type de trouble vésical produit divers symptômes : mictions fréquentes, urgence d'uriner, égouttement d'urine et incontinence ou rétention urinaire. Dans ces conditions, la vessie reste petite, parce qu'elle se vide dès qu'elle commence à s'emplir.

La grande vessie flasque

Le deuxième type de trouble vésical se produit à la suite d'une démyélinisation du centre du réflexe de miction : la vessie peut alors devenir flasque. Elle peut s'emplir d'urine mais, comme la communication avec le centre du réflexe de miction est bloquée, elle ne reçoit pas l'ordre de se vider. Trop remplie, elle se gonfle, ce qui produit les symptômes suivants : mictions fréquentes, urgence d'uriner, égouttement d'urine, incontinence ou rétention

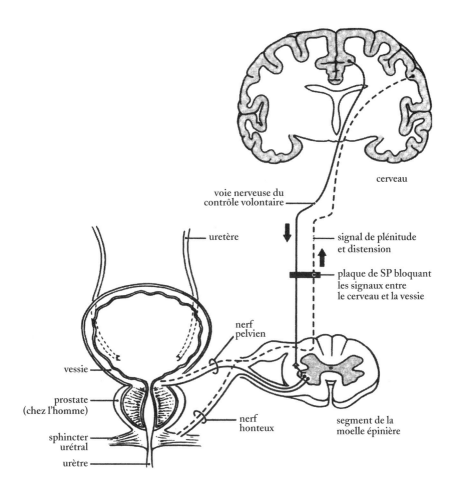

cerveau

voie nerveuse du
contrôle volontaire

uretère

signal de plénitude
et distension

plaque de SP bloquant
les signaux entre
le cerveau et la vessie

nerf
pelvien

vessie

prostate
(chez l'homme)

sphincter
urétral

urètre

nerf
honteux

segment de la
moelle épinière

urinaire. Vu que l'urine reste dans la vessie plus longtemps qu'elle ne le devrait, celle-ci a tendance à s'infecter.

Il est à noter que les symptômes des dysfonctions de la petite vessie spastique et ceux de la grande vessie flasque sont semblables. Il n'est donc pas toujours possible, en se basant seulement sur les symptômes, de savoir quel trouble vésical est présent dans chaque cas.

L'incoordination de la vessie

Le troisième type de trouble vésical est l'incoordination de la vessie, ou asynergie du sphincter du détrusor. Dans ce cas, soit le sphincter reste fermé quand la vessie se contracte (provoquant une urgence d'uriner suivie de rétention urinaire), soit les parois de la vessie se détendent alors que le sphincter reste ouvert (provoquant un égouttement d'urine, une incontinence urinaire et un trop-plein de la vessie). Cette dysfonction est également due à la démyélinisation dans la zone du centre du réflexe de miction ou ailleurs : il en résulte un manque de coordination entre le sphincter et les parois de la vessie.

Malgré les troubles vésicaux qui se manifestent dans les cas de SP, les maladies rénales y sont rares. Mais il s'y produit fréquemment des infections de la vessie, qui se communiquent parfois aux reins et même au sang. Ces infections nécessitent une attention médicale immédiate et un traitement adéquat, dont l'administration d'antibiotiques. Les infections urinaires peuvent s'aggraver énormément chez les individus atteints de SP et même déclencher par la suite des rechutes.

Le traitement des troubles vésicaux

La première étape est de déterminer le type de trouble vésical affectant la personne souffrant de SP. Une bonne façon d'y arriver est de mesurer la quantité d'urine restant dans la vessie après évacuation. S'il y en a beaucoup (plus de 150 cc), on est en présence d'une grande vessie flasque ; si c'est moins de 100 cc, il s'agit d'une vessie normale ou d'une petite vessie spastique. Dans un cas d'incoordination de la vessie, celle-ci peut en contenir plus ou moins 150 cc.

On traite une petite vessie spastique avec des médicaments qui la « ralentissent », c'est-à-dire qu'ils diminuent la transmission des impulsions du centre du réflexe de miction l'incitant à se vider. On utilise entre autres l'*oxybutynine*, la *toltérodine*, la *propanthéline*, le *flavoxate* et l'*imipramine*. Ces médicaments augmentent les intervalles entre les mictions et diminuent la sensation d'une urgence d'uriner, donnant plus de temps pour atteindre la salle de bains et éviter les problèmes d'égouttement et d'incontinence.

En général, on ne peut pas traiter une grande vessie flasque seulement avec des médicaments. Dans les cas légers, on se sert du massage de Credé pour la vessie afin de promouvoir une meilleure évacuation de l'urine. Après avoir uriné autant que possible, le patient applique avec les deux mains une pression descendante au bas de l'abdomen. Cette manœuvre peut se pratiquer assis, ce qui requiert un changement d'habitude de la part des hommes. Si on ne peut pas vider suffisamment la vessie avec ce massage, un auto-cathétérisme intermittent peut s'avérer nécessaire. Pour permettre d'évacuer l'urine, un petit tube (cathéter) est alors inséré dans l'urètre (le canal où s'écoule l'urine) jusqu'à la vessie. Cette manœuvre est beaucoup plus facile qu'on ne le croit et risque peu d'endommager l'urètre, surtout chez les femmes (qui ont habituellement un urètre court), mais cela peut poser des risques d'infection. Les avantages de l'auto-cathétérisme sont de permettre au patient la latitude de vider sa vessie quand il le veut et d'éviter ainsi les écoulements d'urine et l'incontinence urinaire. À quel intervalle devrait-on y recourir ? Cela varie d'un individu à l'autre, mais il n'est pas nécessaire de le faire plus souvent que toutes les quatre à six heures. On prescrit parfois avec l'auto-cathétérisme des médicaments (ex.: oxybutynine) afin de détendre la vessie et de lui permettre de se remplir plus et de diminuer les écoulements et l'incontinence entre les cathétérismes. L'auto-cathétérisme permet aussi à une vessie distendue de revenir graduellement à sa taille normale et aussi, parfois, à un bon fonctionnement.

Le plus délicat avec l'auto-cathétérisme, c'est qu'il requiert un bon contrôle du bras pour insérer le tube dans la vessie. Si ce n'est pas possible, il sera peut-être nécessaire d'effectuer un cathétérisme avec une sonde de Foley, qui est insérée dans la vessie et reliée à un sac collecteur. Grâce à ce dispositif, l'urine s'écoule dans le sac par le cathéter à mesure qu'elle arrive dans la vessie. L'utilisation chronique d'une sonde de Foley entraîne des risques importants d'infection urinaire : c'est pourquoi les médecins n'y recourent qu'en cas de nécessité absolue. Un cathéter permanent, installé à demeure, doit être changé chaque mois par un professionnel de la santé. Un étui pénien semblable à un condom, dispositif souple s'adaptant au pénis et permettant le recueil de l'urine, peut également être utile pour les hommes, mais seulement dans les cas où la vessie se vide elle-même automatiquement. Et le pénis doit être assez gros pour adhérer à l'étui et, à cause de l'humidité et de la friction, il faut aussi prendre soin de ne pas ulcérer le pénis. Malheureusement le dispositif similaire conçu pour les femmes ne tient pas bien en place et ne peut donc pas être utilisé de manière fiable.

L'incoordination de la vessie peut signifier qu'il y a trop, ou trop peu, d'urine résiduelle dans la vessie après la miction. S'il en reste trop, un cathétérisme est nécessaire. S'il en reste trop peu par contre, il faut prescrire des médicaments qui inhiberont la vessie (oxybutynine, propanthéline, flavoxate, imipramine).

Des troubles vésicaux importants requièrent un examen urologique, appelé « test urodynamique ». Cette épreuve est simple et relativement sans danger. Elle peut aussi être combinée à une cystoscopie, examen endoscopique de la vessie se pratiquant après l'introduction d'un cystoscope dans l'urètre. On peut ainsi déterminer si la vessie est trop petite ou trop grande.

Occasionnellement, on prescrit des *alpha-bloquants* dans les cas d'incoordination de la vessie. Ces médicaments, d'abord conçus pour le traitement de l'hypertension artérielle, contribuent aussi à faire fonctionner la vessie de façon un peu mieux coordonnée. La *clonidine* et la *térazosine* sont les alpha-bloquants parfois utilisés pour améliorer la coordination et augmenter le contrôle de la vessie.

Certaines personnes perdent de l'urine surtout la nuit, pendant leur sommeil. Pour corriger ceci, on prescrit de la *desmopressine* en vaporisation nasale. Cette substance est un analogue structural synthétique d'une hormone humaine du cerveau, qui diminue la formation d'urine dans les reins et réduit donc les risques d'énurésie nocturne. D'autres patients prennent de l'imipramine ou de l'oxybutynine juste avant de se coucher, afin de permettre à leur vessie de s'emplir davantage pendant la nuit.

Les infections des voies urinaires

Les infections urinaires se produisent fréquemment chez les individus atteints de SP pour différentes raisons : une vessie flasque n'arrive pas à se vider complètement et les bactéries croissent dans l'urine résiduelle ; l'auto-cathétérisme intermittent peut introduire des bactéries dans la vessie, provoquant une infection ; une sonde de Foley installée à demeure fournit aux bactéries une voie d'entrée vers la vessie ; les femmes ont un urètre plus court que celui des hommes, les rendant plus sensibles aux infections urinaires (les bactéries peuvent atteindre leur vessie plus facilement).

Une culture d'urine confirme un diagnostic d'infection urinaire. Pour la réaliser, on collecte de l'urine dans un contenant stérile, qu'on analyse en laboratoire pour y détecter les bactéries. La présence de bactéries ne signifie pas nécessairement qu'un traitement est requis : tous ceux qui ont une sonde de Foley installée à demeure obtiennent des tests de bactéries positifs. Mais il faut traiter le patient aux antibiotiques en cas de problèmes de fréquence des mictions, d'urgence d'uriner, de sensations de brûlure ou d'inconfort lors des mictions, de poussées de fièvre ou d'urine nauséabonde. La présence de sang ou de mucus dans l'urine indique également le besoin d'un traitement. Les médecins prescrivent généralement un antibiotique oral à prendre pendant 7 à 10 jours. On ne recourt aux antibiotiques intraveineux qu'en cas d'infections graves accompagnées de fièvre et de malaises.

Conseils pour la prévention des infections urinaires

- *Vider sa vessie complètement, au besoin avec un auto-cathétérisme. On peut aussi acidifier son urine en buvant beaucoup de jus de canneberges ou en ingérant de fortes doses de vitamine C (1 à 4 g par jour) pour contrer les bactéries. Ceux qui ont eu beaucoup d'infections urinaires devraient discuter avec leur médecin d'une médication d'antibiotiques à faible dose.*
- *Éviter de retenir l'urine dans sa vessie pendant de longues périodes.*
- *Après avoir uriné, les femmes devraient s'essuyer de l'avant vers l'arrière (surtout quand elles sont aussi allées à la selle) et éviter de porter des culottes en tissu synthétique : elles emprisonnent l'humidité, favorisant ainsi le développement des bactéries.*
- *Pour les femmes qui ont des infections urinaires récurrentes : vider sa vessie avant et après les rapports sexuels afin d'éliminer les bactéries.*
- *Boire assez de liquide (généralement de 8 à 12 verres par jour) afin de bien remplir sa vessie.*
- *Pour ceux qui ont une sonde de Foley installée à demeure : garder le tube et le sac de drainage aussi propres que possible. Changer la sonde au moins une fois par mois avec des techniques de stérilisation adéquates.*
- *Dès l'apparition de symptômes urinaires, consulter un médecin. Si on ne les traite pas, les infections urinaires peuvent menacer dangereusement la santé. Plusieurs rechutes de SP se produisent pendant ou après une infection urinaire.*
- *Pendant un traitement aux antibiotiques d'une infection urinaire, il faut respecter scrupuleusement les modalités de son ordonnance afin de bien détruire toutes les bactéries. Si on arrête trop tôt le traitement parce qu'on se sent mieux, les bactéries non éliminées déclencheront une nouvelle infection.*

LES TROUBLES INTESTINAUX

Plusieurs individus souffrant de SP éprouvent des troubles intestinaux, qui sont toutefois moins inquiétants que les troubles vésicaux. Les principaux symptômes sont la constipation et la diarrhée.

La constipation

La constipation consiste en l'élimination difficile et peu fréquente des selles. C'est le plus commun des troubles intestinaux reliés à la SP. L'élimination des selles est une activité analogue à celle de l'évacuation de l'urine. Lorsque le rectum (constitué par la dernière section de 12 à 15 cm du tube digestif) s'emplit de selles, un signal de «plénitude» est envoyé au cerveau. Si le moment est approprié, le sphincter externe de l'anus se détend pour permettre d'expulser les selles. Mais si ce n'est pas le bon moment, le sphincter externe se contracte pour retarder le moment d'aller à la selle. Tout comme dans la miction, c'est le relâchement du sphincter externe qui déclenche le processus.

Chez les personnes atteinte de SP, la constipation peut se produire lorsque la démyélinisation dans le cerveau ou la moelle épinière interfère avec les messages nerveux envoyés à l'intestin. En outre, il arrive que les individus atteints de SP limitent leur consommation de liquides à cause de troubles vésicaux. Mais comme l'organisme a besoin d'eau, celle-ci sera alors tirée des selles quand elles passent dans le côlon. Cette perte d'eau donne des selles dures et compactes. De plus, la faiblesse, la spasticité et la fatigue peuvent limiter significativement l'activité physique, ce qui diminue le fonctionnement des intestins et cause la constipation. Enfin, des médicaments ingérés pour d'autres problèmes, tels que la fréquence urinaire et la dépression, peuvent aussi ralentir l'activité intestinale.

Les façons de soulager la constipation

- Boire assez de liquides, de 8 à 12 verres par jour.
- Ajouter des fibres dans son alimentation : entre autres, pains

Des fibres pour contrer
la constipation

Afin d'améliorer le fonctionnement de ses intestins, on peut ajouter à son alimentation quotidienne :
- *1 portion de fruits (avec la peau) ou de légumes, cuits, crus ou séchés*
- *1/2 à 1 portion de pain de blé entier ou de seigle, ou de jus de fruit*
- *1 portion (1 c. à soupe) de son, noix ou graines. Consommer le son cru nature ou avec des céréales, de la compote de pommes, des soupes, du yogourt ou des plats mijotés. Ou ajouter à la farine pour la cuisson et la pâtisserie.*

et céréales de grains entiers, fruits et légumes, noix, graines et légumineuses. Elles amollissent les selles et raccourcissent la période de temps requise pour le transit intestinal des selles. Mais il ne faut pas incorporer trop rapidement à son alimentation des aliments à haute teneur en fibres, car cela peut générer des gaz et, occasionnellement, causer la diarrhée. On doit commencer par de petites quantités et en augmenter la consommation graduellement.

- Entraîner ses intestins à la régularité de la façon suivante. Choisir un bon moment pour aller à la selle : par exemple, après un repas alors que les intestins sont plus actifs, et boire une tasse d'eau, de café ou de thé chaud ou tiède. Réserver de 15 à 20 minutes quotidiennement pour cette activité, même si c'est difficile au début.
- Demander à son médecin des médicaments pour la constipation. Il en existe plusieurs types : traitements d'apport de fibres, stimulants oraux (ex. : lait de magnésie), suppositoires et stimulants rectaux (lavements).

La diarrhée et l'incontinence

Occasionnellement, une diarrhée (selles fréquentes et fluides) peut se manifester chez les individus atteints de SP. Pour prévenir ceci, un traitement d'apport de fibres peut contribuer à raffermir les selles. Il faut aussi boire des liquides selon ses besoins. Si le problème persiste, un traitement au *lopéramide* peut atténuer ce problème. Sinon, on doit consulter son médecin.

De temps à autre, les personnes touchées éprouvent le besoin pressant d'aller à la selle, ou encore, de l'incontinence (c'est-à-dire être incapable d'atteindre la toilette à temps). Cette situation, de toute évidence très pénible, ne se produit en général qu'assez rarement. On peut la corriger en adoptant un horaire régulier pour aller à la selle. Si ce n'est pas suffisant, on peut utiliser un agent comme l'oxybutynine pour diminuer les spasmes intestinaux qui causent ce problème.

LA DÉPRESSION, LE STRESS ET L'ANXIÉTÉ
La dépression

Les personnes souffrant de sclérose en plaques ont de bonnes raisons de se sentir déprimées : la SP n'est pas une maladie mortelle, mais l'incertitude qu'elle projette sur l'avenir peut rendre la vie intolérable. Certains perdent confiance en eux-mêmes, et leur image personnelle, leurs projets d'avenir, leurs objectifs et leurs valeurs changent. Et il faut aussi considérer l'impact négatif des implications financières de cette situation.

Dans la SP, l'état dépressif se produit en réaction aux circonstances et expériences négatives associées à la maladie (*dépression réactionnelle*) ou comme résultat des changements dans les lobes frontaux et temporaux du cerveau et dans la zone des émotions du cerveau, appelée système limbique (*dépression endogène*). Il est souvent malaisé, toutefois, de faire la distinction entre les facteurs physiologiques et émotifs chez un patient. De toute manière, le traitement est le même dans les deux cas.

Exprimer son chagrin

Les personnes qui apprennent qu'elles ont la SP font souvent l'expérience d'un douloureux processus, semblable à ce qu'on ressent après la perte d'un être cher. Dans ses écrits sur le deuil, Elisabeth Kübler-Ross décrit les cinq étapes de ce chagrin : dénégation, colère, négociation, dépression et acceptation.

Toutefois, chacun ne commence pas à la dénégation, pour finalement aboutir à l'acceptation. D'une personne à l'autre, l'ordre des étapes peut être différent. Il serait peut-être plus juste de dire que la dénégation, la colère, la négociation, la dépression et l'acceptation sont cinq façons de faire face à une grande perte. Certains jours, on se sert de l'une ou de l'autre de celles-ci, et aucune n'est « meilleure » : tout dépend des circonstances. De tels sentiments font partie d'une adaptation saine et normale à cette nouvelle situation. Il ne faut pas culpabiliser en plus, quand on passe sans cesse d'un état d'âme à l'autre.

Le seul fait positif au sujet de la dépression est qu'on peut bien la traiter. L'individu qui en souffre doit d'abord trouver un bon conseiller : médecin de famille, psychiatre, psychologue ou travailleur social. Ce conseiller doit être prêt à laisser son patient exprimer ses émotions, complètement et ouvertement. La thérapie par la parole est partie intégrante du traitement de la dépression.

Les médicaments jouent aussi un rôle important. Auparavant, on traitait l'état dépressif avec des antidépresseurs tricycliques, tels l'amitriptyline, la nortriptyline ou l'imipramine. De nos jours, les médecins prescrivent un médicament d'un groupe d'antidépresseurs mis récemment sur le marché : les ISRS (inhibiteurs sélectifs du recaptage de la sérotonine). Ils sont plus faciles à utiliser, parce que leurs effets secondaires sont moins nombreux et plus légers. De plus, de nouveaux groupes d'antidépresseurs seront également bientôt disponibles.

Quoique tous les antidépresseurs aient des effets secondaires légèrement différents, les tricycliques causent en général de la somnolence et la sécheresse de la bouche. Les plus nouveaux ISRS génèrent habituellement une somnolence temporaire et une diminution de la libido. Certaines personnes peuvent prendre du poids quand elles sont traitées aux ISRS ou aux antidépresseurs tricycliques, mais c'est plus commun avec ces derniers. Les doses de ces deux types de médications sont habituellement faibles au début, puis la quantité est augmentée graduellement pendant quelques semaines ou quelques mois, selon le besoin. Dans la plupart des cas, les résultats d'un traitement aux antidépresseurs ne sont pas apparents avant un mois au moins. Si un antidépresseur ne donne pas de résultats chez un patient ou l'incommode trop, celui-ci réagira peut-être mieux à un autre du même type ou d'un autre groupe. On peut presque toujours trouver, parmi les nombreux médicaments disponibles, un qui convienne ; néanmoins, la seule façon d'y parvenir dans chaque cas est de les mettre à l'essai.

L'anxiété

L'état dépressif relié à la sclérose en plaques est très souvent mêlé à des sentiments d'anxiété grandissante, surtout immédiatement après le diagnostic. Celle-ci peut être également réactionnelle (réponse émotionnelle à tous les autres problèmes) ou endogène (résultat des changements physiologiques dans le cerveau). On peut traiter l'anxiété avec des tranquillisants et parfois avec des antidépresseurs, conjugués avec du counselling de soutien. Les médicaments utilisés pour le traitement de l'anxiété comprennent le *lorazépam*, la *buspirone* et des antidépresseurs.

La SP peut occasionnellement causer de l'instabilité émotive : les crises de pleurs et d'hilarité peuvent se succéder d'un moment à l'autre. Les individus touchés perdent le contrôle de leurs émotions, ce qui les met souvent dans l'embarras. Il s'agit de pleurs et d'hilarité pathologiques découlant d'une démyélinisation ou d'un «court-circuitage» dans le lobe frontal du cerveau.

Des antidépresseurs comme l'amitriptyline contribuent à ramener la capacité de contrôler ses émotions.

Le stress

Par « stress », on entend généralement la tension émotive se manifestant sous forme d'anxiété, de troubles de la concentration et de difficulté à régler les problèmes, quoique le stress puisse aussi provoquer des symptômes physiologiques : crampes abdominales, diarrhée, maux de tête, spasmes musculaires, douleur à la nuque, hypertension, accélération du rythme cardiaque, fatigue et insomnie. Le stress peut-il nuire aux personnes souffrant de SP ? Risque-t-il de déclencher des rechutes et d'empirer leur pronostic ? Les résultats des recherches sur cette question sont contradictoires. Même si l'on sait que le stress ne cause pas la SP, il est prudent d'éviter le stress extrême lorsqu'on est atteint de cette maladie. Les individus touchés ont souvent des rechutes à la suite de traumatismes majeurs : entre autres un divorce, la perte d'un être cher ou une grave maladie chez un enfant. Le stress au travail semble également contribuer à une augmentation des rechutes, surtout quand il est persistent et atteint un niveau extrême. À cause du stress, les symptômes de la SP peuvent sûrement sembler plus graves, donnant l'impression qu'il cause les rechutes. Il est donc recommandable de minimiser les débordements émotifs quand on a la SP, mais on ne sait pas encore si le stress est responsable de l'aggravation de cette maladie.

Le stress physique

Parfois, la cause du stress est d'origine physique plutôt qu'émotive. Ainsi, si on croit que la chaleur aggrave ses symptômes (phénomène d'Uhthoff), il est préférable d'éviter d'avoir trop chaud. Toutefois, ce ne sont pas tous les individus atteints de SP qui sont incommodés par la chaleur : plusieurs aiment la chaleur en été ou visitent des pays chauds, sans aggravation de leurs symptômes. Il n'existe aucune preuve que la chaleur puisse déclencher une

Stratégies pour gérer le stress

Plusieurs individus atteints de SP ne sont pas conscients au début de la composante psychologique de leur maladie et il leur faut un certain temps pour réaliser qu'ils doivent élaborer des stratégies de fonctionnement. Entre autres, ils doivent apprendre à relever de nouveaux défis : les stéréotypes envers les invalides dans leur collectivité, leur dépendance croissante des autres ainsi que les changements dans leur féminité ou masculinité, leurs relations, leurs rôles familiaux, leur statut au travail et leur condition physique. C'est l'expérience qui permet de mettre au point les meilleures stratégies ; elles ne s'apprennent pas dans un livre. Mais voici tout de même quelques conseils pour démarrer :

- *Le plus important est d'essayer de garder le contrôle de sa vie et de se concentrer sur les aspects où on peut exercer ce contrôle ; par exemple les activités de la journée, les individus avec qui on socialise, etc. Un élément essentiel pour être heureux et bien fonctionner est le sentiment qu'on peut contrôler au moins une partie (la plus grande possible) de sa vie.*
- *Trouver une manière de contribuer à sa collectivité par une activité agréable et mettre ce projet à exécution. Une telle implication contribuera à donner un éclairage nouveau à sa vie : les problèmes personnels sembleront moindres et l'estime de soi augmentera.*
- *Les séances de counselling sont très utiles et c'est une excellente idée d'y participer.*
- *Apprendre à dire « non » sans culpabiliser.*
- *Dresser en toute franchise la liste des personnes, endroits et activités qu'on aime (énergisants) et qu'on déteste (énergivores). Puis, tout en respectant ses responsabilités, éviter autant que possible les énergivores et rechercher les énergisants.*
- *Créer un réseau de soutien en dehors du cadre familial, composé de gens sur qui on peut compter, et recourir à eux quand c'est nécessaire.*
- *Hiérarchiser ses projets afin d'éviter la surcharge et le surmenage.*

Un conjoint, un ami intime, un guide religieux, un conseiller et un médecin, qui savent écouter avec empathie, peuvent être des aides précieuses pour gérer le stress : il est difficile de faire face à la SP dans l'isolement. De plus, votre bureau régional de la société de la sclérose en plaques peut probablement fournir des renseignements sur les ressources disponibles (voir la rubrique « Ressources » à la fin du livre).

rechute, quoique certains neurologues croient que c'est possible. La chaleur (incluant la fièvre) révèle des troubles déjà existants : elle ne crée pas de nouveaux problèmes ni ne cause de nouvelles détériorations au système nerveux. En fait, certaines personnes pensent que c'est plutôt le froid qui aggrave leurs symptômes, en particulier la raideur musculaire et les crampes. En conséquence, il est plus sage d'éviter tout stress lié à la température pouvant être nuisible.

De temps à autre, des patients affirment avoir eu une rechute après un accident de voiture. Les scientifiques ont étudié cette affirmation, peut-être en raison de ses implications juridiques. Plusieurs ont tenté de déterminer si un grave stress physique augmentait les risques de rechute. La réponse est probablement « non ». Le stress physique (ex. : lésion traumatique de la colonne vertébrale causée par un coup du lapin en auto ou fracture à la suite d'une chute sur le trottoir) ne cause pas la SP ni n'augmente les risques de rechute. Dans ce cas également, une association n'a rien à voir avec une causalité. Même si certains ont parfois des rechutes après un accident de voiture, ils peuvent aussi en avoir une après une soirée passée devant la télé.

Certaines personnes utilisent des techniques de relaxation pour gérer le stress, d'autres trouvent que la prière est calmante, et pour d'autres encore, c'est un bain chaud, de la musique ou une émission de télé qui les détendent le mieux. Tout ce qui donne de bons résultats devient un outil de gestion du stress. Il vaut mieux toutefois se méfier des gourous promettant de nouvelles techniques bizarres de relaxation (voir « Les médecines douces », plus loin dans ce chapitre).

Les séances de counselling sur le stress, individuelles ou en groupe, peuvent aussi aider grandement. On arrive à améliorer son état d'esprit grâce à la compréhension du stress accompagnant une maladie chronique. Les changements physiologiques dus à la SP génèrent parfois des défis émotifs, mais on peut s'en sortir avec de la patience, de la persévérance et le soutien de son entourage.

L'exercice

L'exercice, qui est en soi un stress physique, est un élément primordial pour les individus atteints de sclérose en plaques. Les recherches indiquent que l'exercice modéré augmente leur sensation de bien-être et améliore (quoique de façon modeste) leurs forces et leur conditionnement cardiovasculaire. Dans une étude réalisée en Utah, 54 personnes souffrant de SP ont montré une augmentation de leur force musculaire et une amélioration de leur santé cardiovasculaire ainsi qu'une réduction de leur niveau de dépression, de colère et de fatigue, après avoir fait de l'exercice sur un vélo stationnaire pendant une période de 15 semaines. Dans une autre étude de l'University of Washington, 8 femmes touchées par la SP ont amélioré leur capacité à accomplir des tâches quotidiennes comme monter un escalier, après avoir participé à des séances de musculation réparties sur 12 semaines. Ces résultats sont préliminaires, parce que ces études n'ont suivi que de petits groupes de sujets pendant une courte période de temps : on doit donc les interpréter avec prudence. Mais elles laissent tout de même supposer que l'exercice, pratiqué de façon régulière, peut être bénéfique aux personnes qui ont la SP.

Différents types d'exercices peuvent être bénéfiques. Les *exercices d'amplitude* font bouger les bras et les jambes dans toute la gamme de mouvements des articulations, afin de prévenir le raccourcissement des muscles et les contractures (immobilisation des articulations). Si nécessaire, on peut demander l'aide d'une autre personne pour exécuter ces exercices d'étirement. Les *exercices d'aérobie* (ex. : marche, vélo stationnaire, natation) peuvent aussi être utiles. On doit consulter son neurologue avant de décider quels sont les meilleurs exercices pour soi.

Il est préférable de ne pas avoir trop chaud quand on fait de l'exercice : pour se rafraîchir, on peut prendre un bain d'eau fraîche avant et après une session ou nager dans une piscine d'eau fraîche plutôt que tiède. Il existe aussi des vestes rafraîchissantes, mais elles sont chères (de 450 $ à 1500 $, selon les modèles).

Un physiothérapeute est une aide précieuse dans la planification d'un bon programme d'exercices et le suivi de son déroulement. De plus, sa rétroaction sur la performance fournira une stimulation pour continuer le programme.

Jusqu'à quel point doit-on poursuivre les exercices ? Jusqu'au point d'être fatigué, mais non pas épuisé. Si on ressent plus que sa fatigue habituelle le lendemain d'une séance d'exercices, c'est qu'on a dépassé cette limite. Plus le cas de sclérose en plaques est avancé, et plus les exercices pratiqués doivent être modérés.

Évidemment, l'impression de prendre en charge sa santé et de contribuer à son bien-être en faisant de l'exercice procure une grande satisfaction. Par contre, il ne faut pas surestimer les bienfaits des exercices, sinon on risque d'être déçu et d'éprouver un sentiment d'échec. Faire de l'exercice de façon modérée est une bonne chose, mais cela n'influencera pas le degré de la SP du patient. Il faut donc rester en mouvement, mais sans exagérer.

LES TROUBLES DE LA MÉMOIRE

La *neuro-réadaptation cognitive* désigne les stratégies aidant à améliorer la mémoire ou à mieux l'utiliser. Rappelons au départ que la mémoire est très complexe. Elle peut être détériorée non seulement par le processus de la maladie elle-même, mais aussi par le stress, l'anxiété, la fatigue et la dépression car ceux-ci diminuent la capacité de concentration. Quand on ne peut pas se concentrer, il est impossible de se souvenir, que l'on soit atteint de SP ou non.

Voici quelques stratégies pour atténuer les troubles de la mémoire :

- Dresser des listes : ce sont les meilleurs stimulants pour la mémoire.
- Noter dans son agenda tous ses rendez-vous et les journées particulières.
- Noter dans un carnet les événements quotidiens, les pense-

bêtes, les messages de ses proches, pour ne pas les oublier.

- Enregistrer des informations sur un magnétophone, pour s'en souvenir.
- Écrire *immédiatement* tout ce dont on doit se rappeler.
- Instaurer une bonne organisation à la maison et au travail, et toujours remettre les choses à leur place. Ainsi, il est facile de les retrouver.

Certains individus rapportent une amélioration de leurs processus cognitifs après avoir pris de la pémoline ou du méthylphénidate. Mais ces médicaments sont conçus pour traiter les problèmes de fatigue plutôt que les troubles cognitifs. Et quand le problème principal relève de la mémoire elle-même plutôt que de la fatigue, ils ne sont pas efficaces la plupart du temps. C'est pourquoi, on ne les recommande pas en général dans de tels cas.

Des indications préliminaires laissent supposer que la prise d'interféron bêta pendant un certain temps (voir Chapitre 6) pourrait ralentir la détérioration cognitive reliée à la SP. Cette découverte doit toutefois être confirmée par d'autres études. Quelle merveille, s'il existait un remède pour l'intelligence : tout le monde voudrait en prendre !

LA SPASTICITÉ (OU RAIDEUR MUSCULAIRE)

Les muscles de notre corps fonctionnent en équipe. Dans la plupart des mouvements, deux groupes de muscles agissent simultanément sur une articulation. La procédure normale est la suivante : quand les muscles d'un groupe se contractent, les muscles du groupe opposé se détendent. C'est ce qui donne aux mouvements leur souplesse et leur coordination. Chez les individus atteints de SP, cet équilibre délicat peut être perturbé. Les groupes musculaires opposés se contractent alors en même temps. Il en résulte une raideur constante, nommée « spasticité ». Des spasmes (contractions musculaires douloureuses ressemblant à une crampe) sont souvent associés à la spasticité, mais les spasmes et la spasticité sont deux choses différentes.

La spasticité se produit généralement dans les muscles antigravitiques (ou posturaux), gros muscles forts responsables du maintien de la position debout et du mouvement contre la gravité. Ces muscles comprennent, entre autres, les gastrocnémiens des mollets, les quadriceps sur la face antérieure des cuisses et les adducteurs de l'aine ainsi que les biceps brachiaux et les pronateurs des avant-bras. Une augmentation de la raideur musculaire chez une personne indique qu'il lui faut faire de grands efforts pour s'acquitter de ses activités quotidiennes. Une réduction de la spasticité signifie une plus grande liberté de mouvement et, fréquemment, moins de fatigue. Souvent, les membres sont à la fois faibles et spastiques. Toutefois, un avantage de la spasticité est que cette raideur d'un membre peut aider à compenser sa faiblesse. Ainsi, il est plus facile de se tenir sur une jambe faible si elle est raide. La réduction ou l'élimination de la spasticité grâce à des médicaments ou à d'autres traitements peuvent révéler une faiblesse, causant plus d'inconvénients que d'avantages et inhibant la capacité de se déplacer déjà limitée du patient.

Il existe plusieurs manières de traiter la spasticité.

L'étirement musculaire

Une façon simple est d'étirer les muscles qui sont spastiques. On maintient l'étirement environ une minute, puis on relâche. Votre bureau régional de la sclérose en plaques offre des renseignements à ce sujet. On peut aussi consulter un physiothérapeute : il fournira un programme d'exercices conçu pour répondre à des besoins spécifiques.

Il est aussi très bénéfique de faire de l'exercice en piscine : comme le corps y est supporté par l'eau, il est plus facile de mouvoir les muscles spastiques. De plus, la fraîcheur de l'eau contribue à un soulagement partiel des symptômes de plusieurs personnes atteintes de SP. On peut utiliser la piscine à la fois pour les exercices d'étirement et pour les mouvements d'assouplissement lents et rythmés des exercices d'amplitude. Il faut éviter les piscines trop chauffées (au-dessus de 26 °C), qui peuvent induire de la fatigue.

Aucune étude scientifique n'a démontré que l'étirement produit un effet prononcé ou à long terme. Mais la plupart des physiothérapeutes et des neurologues croient qu'il soulage la spasticité au moins de façon temporaire. Le relâchement progressif d'un muscle, pendant qu'on inspire profondément et qu'on visualise le muscle, peut aussi aider, surtout en cas de spasticité légère.

La relaxation

Le stress exacerbe la spasticité. La relaxation contribue à la gestion de la spasticité d'un individu en lui permettant de mieux contrôler son bien-être. Pour y arriver, il faut bannir de son esprit toutes les pensées. Voici les principales étapes à pratiquer, jusqu'à ce qu'elles deviennent une seconde nature :

1. Trouver un endroit calme où l'on peut rester seul pendant 20 à 30 minutes.
2. Adopter une position assise avec un support pour la tête, les bras et les pieds, ou alors s'allonger.
3. Fermer les yeux et se concentrer sur sa respiration. Le but est de respirer profondément, lentement et de façon régulière. Une musique de fond peut aider à y arriver.
4. Détendre ses muscles les uns après les autres, en commençant par ceux des pieds. Puis passer aux mollets, aux cuisses, aux fesses, à l'abdomen, à la poitrine, aux bras, aux mains, au cou et à la tête.
5. Laisser le corps s'appesantir de plus en plus à chaque inspiration, comme s'il s'enfonçait dans le sol.
6. S'imaginer qu'on est dans un endroit où on a toujours voulu aller ou retourner. Penser aux images, sons et odeurs de cet endroit et en jouir avec tous ses sens.
7. Au moment de partir, quitter l'endroit avec le sentiment de

pouvoir y revenir à son gré. Puis ouvrir les yeux lentement et essayer ensuite de transposer la sensation de détente dans son milieu ambiant.

Une telle technique de relaxation permet aussi d'adoucir l'impact de plusieurs symptômes de la SP, dont l'anxiété, la fatigue et la dépression.

Les médicaments

Le *baclofène* est la pierre angulaire de la pharmacothérapie antispasmodique et la plupart des personnes y réagissent bien. Ce médicament a un effet calmant sur les nerfs de la moelle épinière. Toutefois, son dosage doit être bien étudié. Les médecins trouvent habituellement la bonne posologie en commençant par une petite dose, qu'ils augmentent jusqu'à l'obtention de l'effet bénéfique maximal. Une trop forte dose au début génère de la faiblesse et de la fatigue. Le patient abandonne alors le baclofène, sans l'avoir pris assez longtemps pour bénéficier du soulagement qu'il peut fournir. La dose appropriée diffère d'une personne à l'autre (de 5 à 80 mg par jour) et est administrée la plupart du temps sous forme de comprimés. À part la faiblesse et la fatigue, il ne se manifeste que rarement d'autres effets secondaires graves dus à ce médicament.

Il existe aussi une façon expérimentale d'administrer le baclofène : avec une pompe implantée sous la peau de l'abdomen et reliée directement à la partie inférieure de la moelle épinière. Mais ceci implique des difficultés techniques et entraîne des risques plus grands et des coûts plus élevés. Cette technique n'est donc requise que pour les cas de spasticité les plus graves. Mais l'administration du baclofène par ce moyen produit des effets spectaculaires chez certains malades qui n'avaient pas obtenu de résultats avec les comprimés.

Les médicaments antispasmodiques sont spécialement utiles pour les individus confinés presque tout le temps au fauteuil roulant, qui éprouvent de la raideur dans les bras et des spasmes dans les jambes. Ces spasmes des jambes peuvent être assez douloureux, et comme ils se produisent souvent la nuit, ils nuisent au sommeil.

La tizanidine est un médicament assez récent pour le traitement de la spasticité. Plutôt efficace, il est moins sédatif que le baclofène et les benzodiazépines et peut causer un peu moins de faiblesse que les autres médicaments, quoique ceci reste encore à démontrer clairement. Le baclofène et la tizanidine sont les deux médicaments les plus utiles pour traiter la spasticité reliée à la SP.

Même s'ils sont plus connus comme tranquillisants, les membres du groupe des benzodiazépines (ex.: diazépam, lorazépam) soulagent également la spasticité et les spasmes. Toutefois, ils causent de la somnolence et de la faiblesse et ne sont, en général, pas aussi utiles sur une base journalière. En outre, ils peuvent générer une dépendance.

On administre parfois le dantrolène pour les cas de spasticité. Agissant directement sur les cellules nerveuses, il peut être efficace, mais il produit souvent une sensation de faiblesse grandissante. Il peut également détériorer le foie et c'est pourquoi il n'est pas un traitement de première ligne.

Le médecin qui prescrit de tels médicaments devrait toujours suivre leur utilisation de près. Quand on décide d'arrêter de les prendre, il faut se sevrer graduellement pendant une à deux semaines ou plus, plutôt que de les interrompre abruptement. Un retrait abrupt, surtout si on prend ces médicaments depuis longtemps (des semaines ou des mois), peut causer des convulsions. Il faut consulter son docteur sur la meilleure façon pour arrêter de les prendre.

Des crampes soudaines, appelées *spasmes toniques*, se manifestent souvent chez les individus atteints de SP. Dans ce cas, un bras ou une jambe au complet se fige dans une position raide, fléchie ou étendue. La plupart des gens qui souffrent de ces spasmes ont aussi une spasticité sous-jacente. Il arrive que les spasmes toniques soient forts, inquiétants et douloureux. Ils se traitent bien avec de faibles doses de gabapentine, de carbamazépine ou de phénytoïne. Si on ne les soigne pas, ils peuvent durer quelques minutes à chaque occurrence.

Les aides fonctionnelles

On peut mettre en place des dispositifs pour contrer la spasticité et prévenir la *contracture*, perte d'autonomie de mouvement ou blocage d'une articulation. Par exemple, des attelles étalent les doigts ou les orteils pour faciliter la mobilité et le fonctionnement des membres. Ou des orthèses maintiennent un poignet, un pied ou une main dans une position neutre pour prévenir la difformité ou aider le mouvement.

Les injections thérapeutiques

Il arrive de temps à autre que l'étirement musculaire, la relaxation, les médicaments et les aides fonctionnelles ne parviennent pas à soulager la spasticité. Dans de tels cas, c'est le moment de se tourner vers les injections thérapeutiques. Il en existe deux types.

Le premier type est une nouvelle injection thérapeutique qui contient de la *toxine botulinique*, substance produite par la bactérie causant le botulisme (empoisonnement alimentaire souvent mortel). Lorsque de petites quantités de cette toxine sont injectées dans un muscle à la jonction des nerfs, il en résulte une paralysie temporaire. Ceci soulage la spasticité. Les médecins se servent de la toxine botulinique surtout pour les spasmes des cuisses, mais on peut aussi l'utiliser pour les spasmes des yeux et de la face ou pour diminuer les rides. Ses effets disparaissent au bout de quelques mois, sans laisser de dommages irréversibles. Par contre, des injections répétées sont nécessaires : cela entraîne des coûts importants pour le patient ou son assureur. Quand c'est possible, il vaut mieux recourir aux injections de toxine botulinique plutôt qu'à celles de l'autre type, contenant du *phénol*.

Le deuxième type est une injection de phénol dans les

nerfs générant l'activité musculaire indésirable. Ce produit chimique détériore ou détruit les nerfs et le muscle devient flasque (mou). Cette intervention comporte certains risques : si le phénol est injecté dans les nerfs régissant les muscles des jambes, il peut se produire une perte de contrôle temporaire de la vessie et des intestins. Il faut donc discuter avec son médecin des risques possibles avant de consentir à ce traitement.

La chirurgie

Dans les interventions chirurgicales pratiquées en vue de corriger les problèmes de spasticité, on sectionne des nerfs ou des tendons pour que les muscles ne puissent plus se contracter et avoir des spasmes. Ces opérations sont rarement nécessaires, mais elles peuvent apporter un soulagement spectaculaire dans certains cas, surtout ceux de spasticité des jambes.

LA FAIBLESSE

La faiblesse est l'un des symptômes les plus invalidants de la sclérose en plaques. La première approche du traitement est de déterminer si la faiblesse est causée par la fatigue, une atrophie musculaire ou une véritable paralysie neurologique. Si un muscle est affaibli parce qu'il n'est pas utilisé, des exercices le renforceront. Et si le problème découle de la fatigue, le repos le rétablira. Toutefois, les exercices ne seront pas d'un grand secours si la faiblesse est due à une transmission déficiente des impulsions électriques dans le cerveau ou la moelle épinière, un peu comme une ampoule électrique qui clignote à cause d'un mauvais contact. Dans la SP, il s'agit d'une « connexion desserrée » entre le cerveau, la moelle épinière et le muscle concerné. Tout comme allumer et éteindre l'ampoule ne corrigera pas le problème, un programme d'exercices ne peut pas éliminer la faiblesse musculaire neurologique.

Il n'existe encore aucun médicament pour faire disparaître la faiblesse. Néanmoins, un groupe de nouveaux médicaments, appelés *inhibiteurs des canaux potassiques*, semblent prometteurs.

Leurs essais préliminaires sont assez encourageants, en dépit d'inquiétants effets secondaires d'étourdissements et de crises cérébrales occasionnelles. Il est à espérer que les essais subséquents de ce groupe de médicaments permettront d'identifier un agent qui peut faire disparaître la faiblesse neurologique de façon sûre et efficace.

Les troubles de la démarche

La difficulté à marcher est l'un des problèmes majeurs posés par la sclérose en plaques. La spasticité, la diminution de l'endurance, la faiblesse et le déséquilibre sabotent la démarche normale. L'incapacité de marcher est le signe le plus visible d'invalidité et le problème typique des individus atteints de SP depuis longtemps ou dans sa phase plus avancée.

La capacité de se déplacer est un élément vital dans l'évaluation de la qualité de vie. Les troubles de la démarche peuvent compliquer la vie quotidienne, au travail, chez soi et dans les déplacements. Quand on commence à éprouver de la difficulté à marcher, on peut se servir des aides fonctionnelles décrites ci-dessous pour conserver sa mobilité et son autonomie. Et il ne faut surtout pas trop tarder à le faire : se mouvoir avec l'aide de ces instruments n'est peut-être pas idéal, mais cela vaut mieux que de ne plus pouvoir se déplacer du tout.

Les attelles et les orthèses

Lorsqu'une partie de la jambe seulement est affaiblie (le pied ou le genou, par exemple), une attelle fabriquée sur mesure peut permettre un fonctionnement assez normal de cette jambe. On doit bien sûr porter des chaussures adéquates, dotées de semelles antidérapantes et de talons plats. Dans le cas d'un pied tombant (causé par la paralysie des muscles antérieurs de la jambe), on utilise une orthèse pédi-jambière. Elle permet au pied de bouger plus normalement pendant la marche. Si le genou tend à s'écraser ou à être trop étiré, on place une attelle sur cette articulation.

Les cannes

Sauf pour les faiblesses localisées, les orthèses et les attelles ne sont pas très utiles. Les cannes et les béquilles seront plus efficaces pour les personnes souffrant de faiblesse, surtout si elle est plus aiguë et accompagnée d'un mauvais équilibre. Il ne faut pas hésiter à s'en servir : cela ne signifie aucunement qu'on s'avoue vaincu face à la maladie. C'est au contraire une marque de bon sens que de les utiliser, car ce sont de précieux outils qui augmentent la mobilité.

Plusieurs personnes affectées d'une démarche titubante et d'un mauvais équilibre permanents se servent d'une canne pour marcher. On tient la canne habituellement dans la main opposée à la jambe affaiblie. La démarche implique des mouvements réciproques : le bras droit avance en même temps que la jambe gauche et vice-versa. La canne précède ou accompagne la jambe affaiblie ; elle ne la suit pas. Si on éprouve une faiblesse marquée dans les deux jambes, il se peut que deux cannes soient nécessaires, quoiqu'on utilise plutôt une marchette dans ce cas. Avec deux cannes, le même principe s'applique : on avance d'abord la main droite et la jambe gauche, puis la main gauche et la jambe droite. Marcher de cette manière est plus lent, mais on augmente son équilibre et sa stabilité. Pour monter un escalier, on avance d'abord la jambe la plus forte. Pour descendre, par contre, on commence par la jambe plus faible. Ainsi, c'est la jambe plus solide qui fera tout le travail pour supporter le corps pendant la montée ou la descente. Là aussi, la canne devrait accompagner ou précéder la jambe affaiblie. S'il y a une main courante, il faut s'en servir.

Les béquilles

Les béquilles d'avant-bras (supportées par les avant-bras plutôt que par les aisselles) donnent plus de stabilité qu'une canne ordinaire, même si elles semblent plus encombrantes. Les béquilles requièrent moins de force dans les bras que les cannes et sont plus stables. Elles sont recommandées quand le problème de déséquilibre et de faiblesse est plus marqué.

Les ambulateurs (marchettes)
et les fauteuils roulants

Certains ambulateurs — marchettes — sont assez élaborés et munis de freins et d'un panier. De plus, ils sont souvent montés sur roues. On les utilise de la façon suivante : avec l'ambulateur à bout de bras, on avance avec des enjambées de longueur normale, d'abord sa jambe plus forte, puis la jambe affaiblie.

Si la marche devient extrêmement difficile ou même impossible, on doit se résoudre à utiliser un fauteuil roulant. Ce n'est pas dramatique, car ce n'est qu'un instrument permettant d'augmenter sa mobilité. Il en existe plusieurs types. Un fauteuil roulant manuel ordinaire ne fournit pas toujours assez d'autonomie, parce que c'est fatigant de le faire avancer. Il existe aussi plusieurs modèles très légers et facilement pliables, ce qui les rend très portables. Les fauteuils roulants motorisés, quant à eux, sont très utiles aux individus dont la SP est plus avancée. Ils ne conviennent pas toutefois à de longues stations assises, et il est possible qu'on ait besoin en plus d'un fauteuil roulant manuel. Plusieurs personnes sont ravies par l'augmentation de mobilité que leur donne un fauteuil roulant ou un fauteuil tricycle motorisés.

On se procure un fauteuil roulant ou un fauteuil tricycle principalement pour augmenter son autonomie. On peut demander conseil à son physiothérapeute ou à son ergothérapeute pour choisir le modèle le plus approprié. Plus un fauteuil convient à une personne, et plus il lui donne d'autonomie.

LES TROUBLES DE L'ÉQUILIBRE ET LES ÉTOURDISSEMENTS

Nous avons tous besoin d'équilibre pour rester debout, assis ou couchés. Situé dans le cerveau, le cervelet est le principal centre de l'équilibre, mais les connexions des yeux, des oreilles et de la moelle épinière aux nerfs des bras et des jambes jouent aussi un rôle. La sclérose en plaques peut amener des troubles de l'équilibre, particulièrement si le cervelet ou les connexions qui s'y rattachent sont affectés. Malheureusement, on ne dispose encore d'aucun médicament pour améliorer les troubles de l'équilibre. Toutefois, si l'aggravation des troubles de l'équilibre est due à une rechute de SP, un traitement aux stéroïdes peut parfois être efficace.

Cependant, il existe une technique non prouvée, la *stimulation vestibulaire*, pour améliorer l'équilibre. Elle est basée sur la théorie selon laquelle la stimulation des centres de l'équilibre dans le cerveau pourrait leur permettre de fonctionner plus normalement. Pour la pratiquer, le physiothérapeute stimule le sens de l'équilibre de son patient en le balançant ou en le tournant de différentes manières.

Une autre technique non prouvée pour traiter de tels troubles est la stimulation informatisée de l'équilibre. Pour la réaliser, on place le patient debout sur une plate-forme connectée, par l'intermédiaire d'un ordinateur, à un écran vidéo : les mouvements de ses pieds produiront des changements à l'écran. Grâce au biofeedback, un individu peut se servir de cette technique pour apprendre à corriger ses problèmes d'équilibre.

La stimulation vestibulaire et la stimulation informatisée de l'équilibre ne sont pas encore des thérapies reconnues officiellement. On doit plutôt les considérer pour le moment comme des initiatives en cours de recherche.

La sclérose en plaques qui affecte le tronc cérébral cause parfois des étourdissements ou des vertiges (sensations de tournoiement). Souvent, aucun traitement n'est efficace pour enrayer les étourdissements. Mais plusieurs médicaments peuvent aider à contrôler le vertige : entre autres, le dimenhydrinate, la prochlorpérazine, et l'ondansétron. Malgré leur effet secondaire le plus fréquent (la sédation), ils sont assez utiles et devraient être employés quand le vertige est suffisamment dérangeant, ce qui est habituellement le cas.

Les physiothérapeutes peuvent enseigner des exercices qui contrôleront efficacement un vertige aggravé par des changements de position de la tête. Le thérapeute doit d'abord déterminer quelles positions de la tête aggravent le vertige : la thérapie consiste pour le patient à maintenir sa tête dans ces positions qui causent des problèmes aussi longtemps que possible. Si on y arrive, on peut développer une certaine tolérance et obtenir ainsi un meilleur confort. Mais ce n'est pas toujours la bonne solution, car le vertige dû à la SP est rarement de nature clairement positionnelle.

Des nausées et des vomissements accompagnent souvent les vertiges graves. S'il est alors impossible aux malades de prendre des médicaments par voie orale, les médecins peuvent leur administrer par injection des anti-nauséeux (les mêmes qui sont utilisés pour le vertige). Si les vertiges font partie de poussées actives de SP, un traitement aux stéroïdes peut s'avérer nécessaire, comme dans les cas de rechute.

LES TREMBLEMENTS

Les tremblements sont des suites d'oscillations, de secousses répétées qui agitent les extrémités du corps et, occasionnellement, la tête et le cou. Ils peuvent être légers, modérés ou graves. Certains se produisent pendant le repos, alors que d'autres n'apparaissent que pendant les mouvements résolus. Certains sont rapides et d'autres, lents. Ces facteurs sont pris en considération par les médecins lors du choix du traitement. Certains tremblements se traitent assez bien, mais d'autres sont très difficiles à traiter et assez incapacitants. Dans le traitement des tremblements, on met donc l'accent sur une maximisation du fonctionnement.

Le tremblement physiologique

De temps à autre, la plupart d'entre nous avons remarqué un léger tremblement de nos bras quand ils sont étirés. C'est ce qui fait trembler une tasse de café dans notre main lorsque nous la portons à la bouche. Ce type de tremblement n'est pas du tout spécifique de la SP. Il se traite bien avec des médicaments appelés bêta-bloquants, tel le *propanolol*. Quelques personnes peuvent développer une hypotension en prenant des bêta-bloquants, mais ces médicaments sont assez sûrs, quoiqu'ils puissent aggraver l'asthme et ne doivent pas être pris par les individus souffrant de défaillance cardiaque congestive. Le tremblement physiologique peut augmenter avec l'anxiété ou la fatigue.

Le tremblement de repos

Certains médicaments, en particulier certains tranquillisants, peuvent causer un tremblement chez une personne pendant le repos. L'ajustement des doses de ces médicaments ou l'utilisation d'autres médicaments pour contrebalancer les premiers contribuent à régler ce problème.

Le tremblement cérébelleux

Le tremblement le plus commun de la SP est aussi le plus difficile à traiter. Il résulte d'une démyélinisation dans la zone du cervelet, partie du cerveau responsable de l'équilibre et de la coordination des mouvements musculaires. De façon typique, la démyélinisation dans le cervelet cause un tremblement majeur appelé *tremblement intentionnel.* Il peut être grave et se produire avec les mouvements volontaires des bras et des jambes. Par exemple, lorsqu'une personne essaie de porter une cuillère à sa bouche, son bras se met à trembler perpendiculairement à la direction prévue de la cuillère. Dans certains cas, le bras tremble tellement qu'on doit le restreindre et que tout mouvement volontaire de ce bras devient impossible. Quand le membre est au repos toutefois, il n'y a que peu ou pas de tremblement.

Malheureusement, il n'existe aucun médicament pouvant traiter systématiquement et significativement ce symptôme incapacitant, quoique les manuels médicaux mentionnent les tranquillisants, les bêta-bloquants, les anticonvulsivants (ex. : primidone) et même les diurétiques (ex. : acétazolamide) ou l'isoniazide (utilisé dans le traitement de la tuberculose). De nouveaux médicaments sont actuellement mis à l'essai, mais on ne sait pas s'ils seront efficaces.

Il arrive que les médecins tentent de soulager le tremblement cérébelleux avec des traitements sans médicament :

- *L'immobilisation.* On place une attelle sur l'articulation pour que celle-ci soit immobilisée dans une position spécifique. Ceci diminue la gravité du tremblement en réduisant les mouvements aléatoires. On traite ainsi occasionnellement un bras et une main pour que quelqu'un puisse écrire, manger ou tricoter.
- *Le lestage.* Cette pratique augmente aussi le contrôle sur les mouvements erratiques d'un membre. Elle réduit le tremblement et fournit possiblement une meilleure rétroaction sensorielle au cerveau. Soit c'est le membre qui est lesté (en entourant le poignet d'un poids, par exemple), soit c'est l'objet utilisé (cuillère, crayon, canne, ambulateur) qui est alourdi.

Même si de telles techniques réduisent les tremblements, l'objectif est d'apprendre à la personne visée à compenser pour les tremblements en fournissant autant de stabilité que possible à ses membres. Pour l'aider à manger, s'habiller, cuisiner et s'occuper de la maison, on lui conseille de se servir d'équipements stables, antidérapants et faciles à saisir : par exemple, des marchettes munies de freins à blocage et des barres de soutien installées dans la salle de bains. Un ergothérapeute peut proposer plusieurs autres suggestions dans ce domaine.

Les tremblements de la tête, du cou et du torse sont difficiles à traiter. Stabiliser le cou avec une attelle peut aider.

Les tremblements des lèvres, de la langue ou de la mâchoire peuvent affecter la parole en nuisant au contrôle de la respiration, qui est nécessaire pour l'élocution et le volume. Ils peuvent même affecter la capacité de produire des sons. Les orthophonistes enseignent aux individus atteints comment augmenter leur habilité à communiquer efficacement : entre autres, ils peuvent leur apprendre à modifier leur rythme d'élocution et leur choix de mots.

Aucune des techniques présentées ici n'élimine complètement les problèmes liés au tremblement. Pour certaines personnes qui ont la SP, le tremblement devient en fait leur symptôme le plus incapacitant. Dans certains cas, les médecins envisagent une intervention chirurgicale dans des zones du cerveau qui affectent le tremblement. Mais la chirurgie cérébrale comporte des risques importants et on ne la pratique que très rarement. Pour la sclérose en plaques, les résultats à ce jour n'ont pas été très encourageants, car les avantages qu'on en retire tendent, au mieux, à n'être que temporaires.

LES TROUBLES DE LA DÉGLUTITION

De tels troubles, causant des difficultés à avaler, peuvent se produire chez les individus atteints de SP, surtout les cas plus avancés. Le terme médical pour ce dysfonctionnement est *dysphagie*. La déglutition fait passer la salive et les aliments de la bouche à la gorge (en leur faisant franchir l'isthme du gosier), puis les fait descendre dans l'œsophage jusqu'à l'estomac. Il arrive que des aliments collent à la gorge (bloquant le passage de l'air) ou descendent trop lentement dans l'œsophage (faisant tousser et cracher, et causant de l'anxiété), ou même pire encore, s'engagent dans la trachée en direction des poumons. Les gens qui prennent des repas avec une personne atteinte de SP devraient savoir comment intervenir en situation d'urgence, afin de prévenir la suffocation.

Certains des symptômes des troubles de la déglutition sont les suivants : gargouillement, sons de congestion, toux ou crachat après les repas, perte de poids, pneumonie, mal de gorge, suffocation, voix faible, incapacité de « faire descendre les aliments ». Il faut toujours prendre très au sérieux les difficultés à avaler et les faire examiner avec soin.

Après un examen neurologique pour jauger le mouvement des muscles de la bouche et de la gorge, la meilleure façon d'évaluer les troubles de la déglutition est de faire une radiographie de la bouche et de la gorge pendant que le patient avale. Ceci permet au radiologiste et à l'orthophoniste (spécialiste des troubles de la parole, qui peut aussi évaluer et soulager des troubles de la déglutition) de cerner la nature du problème.

L'objectif du traitement est d'améliorer la nutrition et de rendre la déglutition plus sûre. Puisque certaines textures rendent les aliments plus faciles à avaler, on peut modifier certains aliments, par exemple, en y ajoutant un agent épaississant ou une gélatine. En outre, des aliments chauds ou froids peuvent contribuer à stimuler le réflexe de déglutition. Il faut aussi limiter la consommation de noix, car elles collent à la gorge et peuvent être irritantes. Il existe également d'autres techniques pour avaler plus facilement : entre autres, s'assurer de renverser la tête vers l'arrière en mangeant, alterner les solides et les liquides pour empêcher les aliments d'adhérer à la gorge, manger plus fréquemment des repas plus légers. Dans les cas plus difficiles, on doit réduire la nourriture en purée. Si aucune de ces techniques ne fonctionne, on insère une sonde gastrique pour gavage par le nez (ou directement dans l'estomac, par chirurgie) afin de maintenir une alimentation adéquate du patient.

L'ENFLURE DES CHEVILLES ET DES MOLLETS

Les individus atteints de SP, dont les jambes sont affaiblies, éprouvent parfois des enflures des chevilles et peut-être aussi des mollets. Ceci est dû à une accumulation de fluides soit dans les veines, soit dans les vaisseaux lymphatiques. (Les veines ramènent le sang au cœur et les vaisseaux lymphatiques transportent la lymphe riche en protéines vers le cœur.) Normalement, l'action des muscles des jambes contribue à retourner ces fluides jusqu'au cœur. Mais quand l'activité musculaire est affaiblie, ces fluides s'accumulent dans les chevilles et les pieds à cause de la gravité.

Le traitement est relativement simple et consiste à élever les pieds plus haut que les hanches pour quelque temps tout au cours de la journée et de la nuit, afin que l'action de la gravité ramène les fluides vers le tronc. Des bas de contention aident à maintenir une circulation normale de la lymphe, mais ils doivent être de la bonne taille pour éviter de coincer les muscles des jambes. Les diurétiques ne sont habituellement pas recommandés pour ce type d'enflure car ils ne sont en général pas efficaces dans un tel cas, ou s'ils le sont, les fluides reviennent vite dans le bas du corps, même si on continue de prendre ces médicaments.

Deux maladies graves peuvent aussi causer l'enflure des chevilles. C'est pourquoi il faut faire évaluer ce problème quand il se manifeste. L'accumulation de fluides dans les chevilles peut indiquer que le cœur ne fonctionne pas adéquatement. Dans ce cas, d'autres symptômes sont aussi présents : entre autres, manque de souffle, toux et impression générale de faiblesse. L'enflure d'une jambe, accompagnée de rougeur et de douleur, peut signifier la présence d'une thrombose veineuse (caillot de sang dans une veine). Ce désordre peut être mortel : il requiert une attention médicale immédiate et un traitement aux anticoagulants.

La plupart du temps cependant, l'enflure des chevilles est un symptôme bénin de la SP, qui est plus une nuisance qu'un signe de problèmes majeurs.

LE GAIN DE POIDS

Le gain de poids peut devenir un problème pour les personnes ayant la SP, spécialement lorsque leur mobilité décroît mais qu'elles continuent de manger la même quantité de nourriture. Le gain de poids peut aussi résulter des traitements aux stéroïdes ou aux antidépresseurs. Un poids excessif rend plus malaisé la plupart des mouvements et plus difficiles aussi certaines actions (ex. : des changements de position). Pour arriver à contrôler son poids, il faut instituer un équilibre entre les calories ingérées, l'exercice et le repos : une solution, entre autres, peut être de diminuer la taille de ses repas. Beaucoup de gens croient que prendre des repas plus légers à intervalles plus rapprochés abaisse leur consommation de calories et trouvent cela plus satisfaisant que de manger des repas lourds.

Recommandations pour l'alimentation

On n'a jamais pu prouver qu'aucune diète pouvait modifier le cours de la sclérose en plaques. Toutefois, une école de pensée affirme qu'un régime riche en graisses polyinsaturées et monoinsaturées est bénéfique, particulièrement celles d'aliments comme l'huile d'olive et l'huile de poisson.

L'hypothèse de l'huile de poisson a été mise à l'épreuve en Angleterre dans les années 1970. On a réuni un grand groupe d'individus atteints de SP, puis on les a divisés en deux sous-groupes. On a donné aux sujets du premier un supplément d'huile de poisson, mais pas à ceux du second. Après plusieurs années d'observation, les chercheurs n'ont décelé aucune différence entre les gens des deux sous-groupes, quoiqu'il y ait eu une tendance en faveur du groupe ayant consommé de l'huile de poisson.

Une autre théorie sur le régime alimentaire veut que la SP soit causée par une intolérance aux « nouveaux » aliments, tels le blé et les produits laitiers. Ses adeptes recommandent l'élimination de ces aliments, comme dans la diète pour traiter la maladie cœliaque (un trouble intestinal). Ceux qui s'intéressent à cette diète peuvent obtenir plus de détails en consultant un diététiste.

D'autres études sur le régime alimentaire ont été tellement mal conçues et exécutées que leurs résultats ne sont pas concluants. En fait, on ne sait toujours pas si le régime alimentaire a une influence sur le risque de contracter la SP ou sur l'évolution de cette maladie.

On comprend facilement pourquoi la théorie de l'importance du régime alimentaire en rapport avec la SP ait tant d'adeptes. Cette maladie est fondamentalement variable, avec des rechutes et des rémissions une ou deux fois par an, suivies de périodes de rétablissement. Si les individus atteints de SP commencent une diète spéciale juste au moment où leur état s'améliore, ils attribueront probablement cette amélioration à leur diète même si elle serait survenue de toute façon.

On peut recommander à ceux qui ont la SP d'adopter un régime alimentaire à faible teneur en graisses. Cela ne peut probablement pas leur nuire et pourrait même avoir un impact positif sur la maladie. Sinon, cela réduira au moins les risques de maladies cardiovasculaires et de certains types de cancers. Il vaut donc mieux manger des fruits et des légumes et éviter de consommer trop d'aliments gras. Il n'est pas possible de recommander de façon générale des diètes plus sévères (comme celle pour la maladie cœliaque) jusqu'à ce qu'on détienne plus de preuves provenant d'essais cliniques.

L'alcool

À moins que ce ne soit interdit pour d'autres raisons, une boisson alcoolisée prise de temps à autre ne peut pas faire problème. Si on éprouve des symptômes reliés à la fatigue, l'équilibre ou la vessie, il est possible qu'ils soient exacerbés par l'alcool et il serait alors sage de limiter sa consommation. Dans les autres cas, un verre d'alcool peut aider certains à se détendre, quand l'anxiété ou la tension aggravent leurs symptômes. La meilleure stratégie est de procéder avec modération, c'est-à-dire pas plus d'un ou deux verres par jour. Mais si on prend des médicaments, on doit d'abord consulter son docteur sur cette question.

LES ESCARRES (« PLAIES DE LIT »)

Occasionnellement, la peau des individus atteints de SP avancée se couvre d'escarres : ce sont des ruptures de l'épiderme, genres de cratères rouges résultant de trop grandes pressions. La plupart de ceux qui en souffrent sont immobilisés ou ne bougent que très peu pendant de longues périodes. Leur peau éprouve moins de sensations tactiles et ils ne ressentent donc pas l'inconfort les avertissant qu'ils sont restés trop longtemps dans la même position.

Les escarres apparaissent surtout sur les fesses et d'autres zones en contact constant avec le lit ou le fauteuil roulant. Ils se manifestent souvent avec peu ou pas de douleurs et continuent de s'agrandir, s'étendant graduellement au muscle sous-jacent. D'autres facteurs peuvent aussi contribuer à leur développement : nutrition inadéquate, certains médicaments, incontinence urinaire ou fécale, manque d'éducation sur la prévention.

Pour les escarres, le plus important est d'abord de prévenir leur apparition par les mesures suivantes :

- changer souvent de position pour que les mêmes parties du corps ne servent pas continuellement de points d'appui, mais en s'assurant de ne pas créer de friction pendant le changement (il peut être nécessaire d'avoir de l'aide pour y arriver) ;
- se servir d'un équipement adéquat (oreillers de mousse, matelas pneumatique ou d'eau, gelée) pour répartir le corps sur de plus grandes surfaces ;
- utiliser des coussins de caoutchouc mousse ou des peaux de mouton sous les points d'appui comme le sacrum (à la base de la colonne vertébrale) et sous les talons afin de répartir la pression ;
- inspecter la peau fréquemment pour détecter les rougeurs et les ruptures de l'épiderme.

Lorsqu'un ulcère apparaît, il faut tout de suite consulter un médecin. On doit laver la plaie avec une solution saline ou de peroxyde d'hydrogène (offerts en pharmacie), puis bien assécher la peau environnante. Il existe plusieurs types de pansements qu'on peut utiliser pour couvrir les escarres. Si elles sont petites, on les recouvre d'une «peau artificielle» (pansement de film de polyuréthane) pour les empêcher de s'infecter et leur permettre de guérir. Parfois, une lampe de 100 watts placée 45 à 60 cm des escarres pendant 10 minutes quelques fois par jour peut activer leur guérison. Pour aider à prévenir ou à traiter les escarres, on peut aussi se servir d'un surmatelas pneumatique à pression alternée, qui protège la surface de la peau en transférant automatiquement la pression à différentes parties du corps.

Les plus grandes escarres requièrent l'attention constante d'un médecin, habituellement un chirurgien plastique, et d'une infirmière pour les fréquents nettoyages de la plaie et autres traitements. C'est un processus long mais généralement efficace.

L'ENGOURDISSEMENT

L'engourdissement est un des symptômes les plus communs de la SP. Il est plus ennuyeux qu'incapacitant, sauf s'il nuit à la coordination motrice des membres. Il se produit lorsque les nerfs transmettant les sensations n'acheminent pas correctement l'information. Il n'y a pas de médicaments pour soulager l'engourdissement, mais quand celui-ci se manifeste dans le cadre d'une rechute, les stéroïdes peuvent diminuer l'intensité de la rechute et hâter le rétablissement. Mais ces médicaments ne sont pas souvent utilisés, si l'engourdissement est le seul symptôme d'une rechute. Toutefois, on peut y recourir si l'engourdissement cause de la maladresse chez le patient. Si l'engourdissement est accompagné de douleurs ou de fourmillements inconfortables, l'*amitriptyline* ou la *gabapentine* peuvent apporter un certain soulagement (voir « La douleur » dans ce chapitre).

La meilleure attitude face à l'engourdissement est de l'ignorer, si possible, car sa présence n'implique pas nécessairement une aggravation de la maladie.

LES PROBLÈMES SEXUELS

La stimulation sexuelle dépend d'une séquence de réflexes, qui comprend des impulsions nerveuses générées par une grande variété de sensations. Pour se rendre à la région génitale, les signaux électriques du cerveau voyagent à travers les nerfs parasympathiques pelviens (ou sacrés) se terminant près du bas de la moelle épinière et des centres de réflexe de la vessie et des intestins. Les voies nerveuses entre le cerveau et les organes génitaux sont longues et complexes : toute détérioration des nerfs peut causer des courts-circuits dans le système, générant une dysfonction sexuelle. Il n'est donc pas surprenant que les problèmes sexuels se produisent souvent chez les personnes qui ont la SP.

Plus de 90 pour cent des hommes et 70 pour cent des femmes rapportent des changements négatifs dans leur sexualité après le début de la maladie. Les femmes signalent une dégradation de leurs sensations sexuelles, une diminution de leur réponse orgasmique et une perte d'intérêt pour la sexualité. Il leur arrive aussi d'éprouver d'autres ennuis : des démangeaisons intenses (prurit), un manque de lubrification vaginale, un affaiblissement des muscles vaginaux ainsi que des rapprochements réflexes des jambes (spasmes des adducteurs) pendant les rapports sexuels. Quant aux hommes, ils mentionnent le plus souvent une dégradation de leurs sensations sexuelles, une diminution de leur libido, des difficultés à obtenir une érection ainsi que des retards ou des affaiblissements de leurs éjaculations. Les patients des deux sexes affirment que ces problèmes ont un effet négatif sur leur estime de soi.

Pour les femmes

Afin d'éviter les problèmes de vessie, d'intestins et de cathéter au cours d'une relation sexuelle, il faut boire moins pendant les deux heures précédant une activité sexuelle et évacuer l'urine de sa vessie avant les rapports sexuels. Malgré ces précautions, un accident peut se produire : ce n'est pas une catastrophe, mais il vaut mieux s'y préparer. De plus, un lubrifiant vaginal (ex. : gel KY) sera peut-être nécessaire.

On peut minimiser les spasmes des jambes en prenant un médicament antispasmodique, de sorte que son effet soit au maximum pendant les rapports sexuels. Si les spasmes des adducteurs posent problème, se placer sur le côté avec les genoux repliés ou utiliser des oreillers comme soutien. Pour compenser la perte de la sensation de forte pression, qui est causée par la SP et affaiblit les sensations vaginales, on peut se servir d'un vibromasseur. Il en existe une grande variété de modèles. Le *sildenafil* (Viagra) ne semble pas avoir d'effet pour les femmes, qu'elles soient ou non affectées par la SP.

Pour les hommes

Il existe plusieurs moyens de corriger les troubles de l'érection. Généralement, la première étape consiste à consulter un urologue.

Des études cliniques indiquent que le sildenafil (Viagra) peut venir en aide à beaucoup d'hommes éprouvant des problèmes d'impuissance : c'est donc le médicament qu'on recommande en premier. Ses effets secondaires peuvent inclure des maux de tête et, pour les hommes souffrant d'une maladie du cœur, des problèmes cardiaques.

Les médicaments administrés par injection (ex. : papavérine, alprostadil) sont introduits dans le pénis ou l'orifice de l'urètre juste avant les rapports sexuels. Ils provoquent une érection naturelle, mais il faut d'abord vaincre ses craintes liées à l'injection d'un médicament dans son pénis. Dans des cas isolés, des injections répétées ont laissé des cicatrices sur le pénis. En outre, les injections produisent occasionnellement une érection prolongée et souvent douloureuse (priapisme). Cet effet secondaire indésirable peut être soigné à l'urgence d'un hôpital.

L'implantation d'une prothèse incluse dans le pénis constitue une autre approche du traitement de l'impuissance. Il peut s'agir d'une prothèse à tige non gonflable ou d'un dispositif semirigide gonflable.

Une autre méthode ne requérant pas d'injection est le dispositif de vide pour le pénis. On place sur le pénis un tube ayant un élastique autour de son extrémité supérieure. Puis une pompe retire l'air du tube, créant un vide qui aspire le sang dans le pénis pour produire une érection. Quand l'érection est établie, on glisse l'élastique sur le pénis puis on retire le tube. L'élastique peut maintenir sans faillir une érection ferme pour une période allant jusqu'à

30 minutes. Cette érection est tout à fait fonctionnelle, même si elle n'est pas aussi ferme qu'une érection normale ou une autre induite par injection. Il n'existe pas encore de médicament pour aider les hommes à éjaculer.

––––––––––

Un diagnostic de sclérose en plaques peut avoir des effets négatifs sur l'image de soi de l'individu concerné. Les gens affectés d'une invalidité visible se sentent moins attirants au point de vue sexuel et s'inquiètent des obstacles créés par les attelles, les fauteuils roulants et les cathéters. La solution est de se sentir bien dans sa peau, un objectif qui requiert du temps, de la patience et de la détermination. Et c'est d'autant plus difficile que la culture moderne est axée sur la beauté et met sans cesse l'accent sur la perfection physique de la jeunesse.

Il faut plutôt considérer ses qualités et ses forces personnelles et s'efforcer de ressentir des sentiments positifs envers soi, par exemple, en améliorant sa forme physique et son apparence grâce à des exercices, une meilleure alimentation, des vêtements plus seyants. Au moment des relations sexuelles, il vaut mieux aborder la question des sensations ouvertement et honnêtement, en expliquant à son partenaire ses préférences et ses dégoûts. On peut aussi essayer différentes positions et tenter de trouver de nouveaux moyens pour prendre et donner du plaisir. La sexualité ne doit pas être totalement orientée sur la performance et mettre l'accent seulement sur le coït et l'orgasme. La stimulation érotique donne de grandes satisfactions sensorielles et psychologiques à beaucoup de personnes. Une façon de diminuer ou d'éliminer le stress et les attentes contraignantes est d'ajouter des « jeux sexuels » et de reconnaître leur valeur intrinsèque. La sexualité peut aussi s'étendre au reste du corps, en plus des parties génitales, et s'exprimer de diverses manières : étreintes, caresses, massages et autres formes de toucher. On peut également explorer d'autres possibilités : masturbation, fellation, cunnilingus, vibromasseurs et autres dispositifs de ce type. Certains ont besoin de la « permission » de leurs partenaires pour perdre leurs inhibitions et donner libre cours à leur imagination dans leur sexualité. Il ne faut donc pas craindre de demander.

Il faut également pouvoir discuter avec son partenaire de ses émotions : anxiété, culpabilité, colère, dépression et dénégation, par exemple. Les membres d'un couple doivent savoir que, parfois, ces sentiments déchirants ne diminuent pas ni ne disparaissent, en dépit des efforts pour communiquer avec l'autre et le soutenir. Pour apprendre à composer avec ces émotions, l'intervention d'un psychologue ou d'un autre thérapeute, ou encore, l'utilisation de médicaments appropriés (ex. : antidépresseurs) seront peut-être nécessaires.

Les médecins ont fait de grands progrès dans le diagnostic des problèmes sexuels et leur traitement par de nouvelles méthodes. Mais il reste encore beaucoup à faire dans ce domaine : surtout, pour améliorer la réaction sexuelle des femmes dont l'excitation et l'orgasme sont déficients en raison de la détérioration de leurs sensations ou de leurs réflexes causée par la SP. L'élément clé de toute solution demeure la bonne communication entre les deux partenaires sexuels, et avec les professionnels de la santé. Dans certains cas, mais pas tous, une approche ouverte et pointue envers les problèmes sexuels résultera en une sexualité plus satisfaisante. La franchise et l'honnêteté dans les rapports sexuels sont les facteurs les plus importants pour créer une relation intime et améliorer sa sexualité.

LES MÉDECINES DOUCES

D'année en année, de plus en plus de gens se tournent vers les médecines douces. Non pas parce que la médecine est moins efficiente qu'auparavant, puisqu'il existe maintenant un nombre record de traitements, mais plutôt parce que les attentes concernant la santé sont plus grandes de nos jours. De telles attentes sont suscitées d'une certaine façon par les médias, qui présentent souvent avec beaucoup d'exagération les nouvelles découvertes médicales. Alors quand la médecine conventionnelle ne peut leur fournir la guérison attendue, les personnes tendent à s'adresser ailleurs.

Si on voulait inventer la maladie idéale pour répondre aux rêves des charlatans, la sclérose en plaques serait la réponse parfaite. C'est une maladie chronique, comportant de longues périodes de rémission et des rechutes occasionnelles. De plus, sa cause est inconnue et son traitement, loin d'être satisfaisant. Donc, si un patient suit une thérapie de médecine douce au moment où sa SP entre en rémission, il lui attribuera tout le mérite de son rétablissement. Mais si le traitement ne donne pas les résultats escomptés, le malade peut blâmer le praticien de ne pas avoir utilisé la bonne quantité ou le bon type de potions ou de diètes, puis il passera à l'étape suivante du « traitement ». Comme la cause de la SP demeure mystérieuse, même les théories les plus farfelues peuvent acquérir une certaine plausibilité si on sait y faire.

Les médecines douces présentées ci-dessous ne font pas partie de la médecine « officielle » : elles ne sont généralement pas prescrites par les médecins, à cause du manque de preuves scientifiques en faveur de leur utilisation. L'efficacité et la sécurité de certaines de ces thérapies n'ont jamais été correctement évaluées dans des essais comparatifs randomisés à long terme et conçus de façon adéquate. Mais ceci ne signifie pas nécessairement qu'elles ne soient pas efficaces ou sûres.

Chaque semaine, la presse rapporte de nouveaux traitements ou de nouvelles cures miracles pour la SP. Les individus atteints de cette maladie interrogent souvent leurs médecins au sujet de certaines médecines douces, surtout celles qui utilisent des suppléments nutritionnels et vitaminiques. Puisqu'on vit dans une société libre, les patients ont toute latitude de se soumettre à n'importe quel traitement qui n'est pas illicite. Cependant, il n'est pas sage de se lancer dans des expériences, potentiellement dangereuses, de traitements non prouvés.

Certains aspects des médecines douces sont sans aucun doute bénéfiques. Par exemple, chaque forme de thérapie génère un effet placebo : le simple fait de se faire traiter (même si le traitement est complètement inactif) diminue les symptômes, au moins temporairement, chez 25 à 33 pour cent des patients. Donc, si des individus constatent des améliorations de ce type après avoir reçu des traitements sans danger mais qui semblent inutiles, on devrait les laisser poursuivre s'ils le désirent.

Les médecines douces peuvent susciter chez les personnes atteintes de SP une vision plus positive de la vie et des encouragements pour l'avenir. Cet effet peut provenir d'un thérapeute qui consacre du temps à son patient, lui manifeste de la sympathie et lui donne du réconfort et de bons conseils. Il peut aussi découler d'une véritable action thérapeutique de certaines médecines douces.

Cependant, il y a également un côté négatif, car tout traitement comporte des dangers potentiels. Des plantes en apparence inoffensives peuvent causer divers problèmes médicaux. Des aiguilles d'acupuncture insérées au mauvais endroit peuvent provoquer un pneumothorax (poumon perforé). Et des aiguilles non stériles augmentent le risque de contracter l'hépatite ou le SIDA. Un patient, qui décide d'abandonner les traitements conventionnels et de se fier uniquement aux médecines douces ne bénéficiera pas des avantages reconnus de la médecine officielle. De plus, certaines personnes, très optimistes au début d'une thérapie de médecine douce, peuvent déchanter et devenir profondément déprimées si leur état s'aggrave en dépit du traitement. Enfin, ces thérapies coûtent souvent très cher, en particulier pour les patients de SP, qui n'ont souvent que des ressources financières limitées.

En résumé, il faut d'abord discuter des médecines douces avec son médecin. Et ceux qui décident de s'en prévaloir devraient éviter toute thérapie qui semble dangereuse et évaluer le rapport qualité / prix d'une telle thérapie.

L'acupuncture

Il s'agit d'une thérapie chinoise très ancienne, introduite en Occident par un médecin hollandais au XVIIe siècle. En 1923, le périodique médical *The Lancet* rapporte ses succès dans le traitement du rhumatisme. L'acupuncture se fonde sur la croyance qu'il existe dans l'organisme un équilibre entre deux principes universels, appelés *yin* et *yang*, et qu'on trouve dans le corps 14 lignes imaginaires (méridiens) s'étendant en réseaux et reliant les points d'acupuncture. Pendant une séance d'acupuncture, on insère dans la peau du patient de fines aiguilles en des points pertinents, qui sont ensuite stimulés soit par une torsion manuelle des aiguilles, soit par électro-acupuncture (technique introduisant un courant électrique dans le corps à travers les pointes des aiguilles d'acupuncture). On ressent un léger picotement quand une aiguille est insérée et la stimulation produit un profond engourdissement ou une sensation de fourmillement.

Il est possible qu'une telle stimulation produise, dans certaines fibres réagissant rapidement à la douleur, une activité qui génère le relâchement d'endorphines, des analgésiques naturels de l'organisme. L'acupuncture peut aussi promouvoir le relâchement de stéroïdes, potentiellement bénéfiques dans le soulagement de certaines douleurs. C'est pourquoi cette thérapie peut s'avérer utile dans le traitement de la douleur associée à la sclérose en plaques. Mais elle ne modifie pas la progression de cette maladie.

L'aromathérapie

C'est une thérapie basée sur l'utilisation d'huiles essentielles de plantes aromatiques pour des massages ou des inhalations, ou encore, dans des bains chauds (il faut noter toutefois que des bains chauds peuvent aggraver les symptômes de SP). L'aromathérapie peut faciliter la relaxation, mais elle n'a aucune autre application spécifique dans le cadre de la SP.

La chiropratique

Basée sur des manipulations exercées sur diverses parties du corps, la chiropratique fut inventée par le guérisseur charismatique Daniel Palmer en 1895. Cette thérapie peut être utile pour le soulagement des douleurs au dos, mais elle n'a pas de rôle spécifique dans la gestion des symptômes de la SP. Aucune étude scientifique n'a prouvé que les manipulations de la colonne vertébrale aggravent le pronostic des individus atteints de SP, mais aucune n'a démontré non plus qu'elles sont d'une quelconque utilité. De plus, les manipulations du cou sont potentiellement dangereuses, car elles peuvent irriter la moelle épinière ou causer d'autres dommages neurologiques (par exemple, un accident vasculaire cérébral). C'est pourquoi je ne recommande jamais de manipulations du cou aux personnes souffrant de SP.

L'immersion dans l'eau fraîche

L'exposition à la chaleur du climat ou de l'eau du bain peut produire une détérioration marquée temporaire des symptômes neurologiques. Un rafraîchissement, par contre, tend à induire un effet opposé. Certains individus souffrant de SP affirment qu'ils fonctionnent mieux après s'être rafraîchis dans une piscine. Des moyens de rafraîchissement, tels prendre un bain ou faire de la natation en eau fraîche, sont sûrs, peu coûteux et inoffensifs. On les recommande aux patients dont les symptômes sont particulièrement sensibles à la température. Dans la majorité des cas, il n'est pas nécessaire de se procurer des vestes rafraîchissantes, qui coûtent très cher.

Les suppléments alimentaires

Les vitamines sont les premiers suppléments dont me parlent la plupart de mes patients. Il est recommandé de prendre des multivitamines, quoique les essais sur des individus atteints de SP n'ont pas prouvé les bienfaits de leur utilisation. Comme un apport insuffisant de vitamine D3 pourrait être relié au risque de contracter la SP, je suggère un supplément quotidien de cette vitamine de 2000 à 4000 mUI (mUI signifie « milli-unité internationale »). Il n'y a pas de preuves que cela puisse apporter une amélioration, mais cela ne peut probablement pas nuire non plus.

Plusieurs personnes veulent aussi discuter des suppléments de graisses polyinsaturées comme l'acide linoléique, l'huile d'onagre, l'huile de carthame et l'huile de tournesol. En théorie, ces substances peuvent être utilisées par l'organisme pour synthétiser d'autres acides gras qui sont des composantes importantes de la myéline du système nerveux central. Toutefois, aucune anomalie de ces acides gras insaturés n'a été détectée chez les patients de SP.

On a effectué plusieurs études sur l'utilisation des acides gras polyinsaturés, dont ceux de l'huile d'onagre, l'huile de carthame et l'huile de tournesol. Dans une étude, on a observé une certaine diminution de la fréquence des poussées actives alors que, dans une autre, on a noté une réduction de la gravité de ces poussées mais aucun changement de leur fréquence. Une autre étude, enfin, n'a permis de déceler aucun effet favorable. Les sujets ayant une invalidité minimale au début des études semblent avoir obtenu les meilleurs résultats.

L'aspect positif de la consommation d'acides gras polyinsaturés est qu'aucun effet toxique n'a été rapporté à leur sujet. Certaines personnes n'aiment pas le goût de l'huile pure et la tolèrent mieux dans des émulsions ou des gélules. Occasionnellement, leur ingestion peut provoquer de la diarrhée. Les effets à long terme de fortes doses d'acides gras polyinsaturés sont encore inconnus, mais à tout le moins, le coût de ces huiles n'est pas très élevé. Somme toute, cette thérapie peut apporter certains bienfaits, mais jusqu'ici, les preuves ne sont pas concluantes. Par contre, il ne semble pas exister de bons arguments pour ne pas l'essayer, si on le désire.

Le même raisonnement s'applique aux acides gras d'huile de poisson. Une grande étude à double insue sur les divers acides gras d'huile de poisson a été effectuée dans plusieurs centres en Grande-Bretagne. (Dans une telle étude, ni les sujets ni les docteurs ne savent quelle substance est administrée à qui.) On y a noté une tendance en faveur de cette thérapie, mais elle n'a pas atteint un niveau statistique significatif. En outre, beaucoup de gens testés n'aimaient pas le goût marqué des importantes doses de cette huile qu'ils devaient ingérer.

La phytothérapie

Les médicaments élaborés à partir des plantes existent depuis des milliers d'années et certains ont été purifiés, vérifiés scientifiquement et approuvés pour servir dans des traitements médicaux. On estime qu'environ la moitié des médicaments prescrits par les médecins sont élaborés à partir de plantes. Toutefois, aucune phytothérapie (traitement par les plantes) n'est reconnue comme traitement pour la SP. De plus, dans la médecine officielle, l'ingrédient actif est isolé, purifié et quantifié en doses exactes. Avec la phytothérapie, on ne sait jamais quelle est exactement la dose consommée et les produits peuvent contenir des substances supplémentaires qui sont inutiles, voire même dangereuses.

L'homéopathie

L'homéopathie a été développée par un médecin allemand : selon lui, les substances naturelles qui produisent des symptômes ressemblant à ceux d'une maladie peuvent être utilisées pour traiter cette maladie. Pour cette thérapie, on se sert surtout de substances végétales et minérales. Elles sont macérées dans l'alcool, puis grandement diluées. Cependant, il n'existe aucune thérapie homéopathique dont la valeur soit reconnue pour les cas de SP et les principes de l'homéopathie n'ont pas été prouvés par des essais cliniques.

En plus de l'absence de preuves scientifiques quant à l'efficacité des thérapies homéopathiques, on peut s'y objecter simplement sur la foi du bon sens. En effet, on ne voit pas pourquoi le fait de produire les symptômes d'une maladie devrait aider à la soigner. De plus, les préparations homéopathiques sont tellement diluées qu'il semble impossible qu'elles puissent agir d'aucune façon, positive ou négative.

Les injections de venin
Le venin de serpent

L'idée d'utiliser du venin de serpent pour traiter la SP est venue lorsqu'un individu travaillant avec des serpents a été mordu par l'un d'eux. Il a ensuite éprouvé divers symptômes neurologiques, dont certains suggérant une stimulation du système nerveux. On a aussi étudié la possibilité d'utiliser le venin de serpent comme traitement pour l'arthrite, le lupus, la dystrophie musculaire, la maladie de Parkinson, la myasthénie gravis et la sclérose latérale amyotrophique.

La thérapie comporte des injections de venin de serpent, dont il existe plusieurs préparations différentes dans divers pays. Une douleur et une enflure se manifestent à l'emplacement de l'injection, qui tendent à diminuer lors des injections subséquentes au cours des jours ou des semaines qui suivent. Un cas de mauvaise réaction allergique a été rapporté. Mais vu l'absence d'une étude objective contrôlée sur l'utilisation de venin de serpent, l'absence de préparations normalisées d'une sûreté reconnue et la possibilité de réactions allergiques potentiellement mortelles, ce traitement n'est pas recommandé.

Le venin d'abeille

La thérapie au venin d'abeille consiste à injecter des extraits de venin aux patients ou à les faire piquer par des abeilles une ou plusieurs fois par jour. Cette thérapie très douloureuse est en général utilisée par des personnes souffrant d'une invalidité allant de modérée à grave. Certains patients disent en tirer un accroissement d'énergie, de force et de mobilité. Mais il existe une possibilité indiscutable de réactions allergiques graves et même fatales. Une anaphylaxie (choc allergique) peut se produire chez tout individu recevant une telle thérapie. Si on la pratique, il faut disposer d'épinéphrine (adrénaline) en cas de réaction allergique et savoir comment l'administrer. Après s'être servi de l'épinéphrine, il faut immédiatement consulter un professionnel de la santé, au cas où la réaction serait grave.

On n'a pas pu prouver l'efficacité du venin d'abeille chez les animaux souffrant d'une maladie ressemblant à la SP. Actuellement, on étudie la thérapie au venin d'abeille dans le cadre d'une petite étude sur l'innocuité avec des sujets atteints de sclérose en plaques progressive. On ne sait pas encore si cette thérapie est assez efficace et sans danger pour en faire un usage clinique routinier. Elle est peu coûteuse et facile à obtenir, mais elle ne semble pas avoir d'effets à long terme. Mes patients qui l'ont essayée ont noté, dans les meilleurs cas, une augmentation temporaire de leur niveau d'énergie. Les patients se lassent inévitablement assez vite de cette thérapie.

Le massage

Parce qu'il soulage la spasticité et la douleur, le massage est potentiellement utile pour le traitement de la SP. Un massothérapeute qualifié peut donc s'avérer une aide précieuse pour les personnes atteintes. Le massage devrait être utilisé comme un élément faisant partie d'un programme global de réadaptation, mais on devrait éviter les techniques de massage particulièrement douloureuses.

La méditation

Les principes de la méditation existent depuis des millénaires et son objectif général est de permettre à celui qui la pratique d'atteindre un état de détente. La relaxation obtenue lors de séances de méditation ne comporte aucun danger et peut être d'un grand secours pour supporter le fardeau psychologique et physique imposé par la sclérose en plaques (voir aussi « yoga » ci-dessous).

La réflexologie

Les réflexologues utilisent des schémas des pieds comportant des zones qui représentent toutes les parties du corps. Selon eux, le massage de la zone appropriée est supposé dégager les canaux d'énergie, permettant ainsi à l'organisme de se guérir. Les hypothèses sur lesquelles se base cette thérapie semblent pour le moins douteuses, mais un massage des pieds peut certainement aider à produire une bonne détente.

Le tai-chi

Développé en Chine au XIe siècle, le tai-chi, est un ensemble de mouvements fluides combinés à des techniques de détente et de méditation. Les mouvements individuels sont relativement faciles à exécuter, mais leur ensemble requiert un certain degré d'équilibre, de flexibilité et de relaxation. De plus, les mouvements sont précis et demandent beaucoup de concentration. Les avantages du tai-chi sont qu'on peut le pratiquer à tout âge, et même dans un fauteuil roulant, et qu'il n'entraîne pas de grandes dépenses. C'est une thérapie inoffensive, qui peut contribuer à augmenter la flexibilité musculaire et le bien-être mental.

Le yoga

Le yoga est une technique de méditation et d'exercices. Il en existe plusieurs formes : par exemple, le hatha yoga met l'accent sur les postures, alors que le raja yoga est ciblé sur la méditation. Les nombreux bienfaits générés par le yoga sont, entre autres, la flexibilité, la méditation et une certaine augmentation de la force musculaire.

CHAPITRE SIX

Le traitement de la maladie

Les individus atteints de sclérose en plaques se rappelleront la dernière décennie du XXe siècle comme celle où les traitements modifiant la maladie sont devenus disponibles. Ceci signifie que les médecins peuvent maintenant traiter la maladie elle-même plutôt que seulement ses symptômes. Prenons comme exemple le cas d'une dent infectée : un analgésique en soulage la douleur (symptôme), alors que les antibiotiques ou une chirurgie dentaire constituent les traitements modifiant la maladie pour régler le problème. Les traitements présentés dans le chapitre précédent diminuent les symptômes de la SP, mais aucun d'eux n'arrête ou ne ralentit la maladie elle-même. Bien sûr, les traitements pour la gestion des symptômes d'une maladie ont leur place, mais le but véritable est de trouver un traitement qui éliminera la maladie, ou à tout le moins, ralentira son évolution.

Avant 1993, on ne disposait pour la SP d'aucun traitement modifiant la maladie. En dépit du grand nombre de traitements proposés par diverses autorités médicales ou non médicales depuis des années, tous ont échoué aux épreuves scientifiques, ou à la rigueur de celles-ci. Enfin, en 1993, les résultats d'un grand essai clinique mené dans plusieurs centres en Amérique du Nord

ont prouvé que le traitement avec l'*interféron bêta 1b* (Betaseron)
réduit le nombre de poussées de SP d'environ 30 pour cent pendant une période de trois ans. Dans d'autres études à grande
échelle publiées depuis cette date, trois autres médicaments démontrent un effet sur la réduction du nombre de poussées. Deux
d'entre eux contiennent de l'*interféron bêta 1a* (Avonex et Rebif)
et l'autre, un petit fragment de protéine appelée acétate de glatiramère (Copaxone). Jusqu'ici, ces médicaments montrent un
succès certain dans les cas de SP récurrente-rémittente seulement. Toutefois, les premiers résultats d'un essai de Betaseron sur
la SP progressive, présentés en 1998, soulèvent la possibilité que
ce médicament pourrait avoir une certaine efficacité également
sur cette forme de la maladie.

L'INTERFÉRON BÊTA ET LA SP RÉCURRENTE-RÉMITTENTE

L'interféron bêta 1a et l'interféron bêta 1b sont des protéines qui
se ressemblent beaucoup : le premier est identique à l'interféron
bêta humain, alors que le second est légèrement différent.
Normalement, l'interféron bêta est produit par les globules
blancs. Il modifie l'activité normale du système immunitaire qui,
dans la SP, attaque le système nerveux central. Il a plusieurs effets différents, dont certains ne sont pas encore bien compris.
Mais en général, il semble décroître l'activité immunitaire et,
entre autres, empêcher les globules blancs (ou lymphocytes, qui
sont les fantassins de l'armée du système immunitaire) d'entrer
dans le cerveau. On sait que les lymphocytes migrent dans le cerveau par les voies sanguines, en traversant ce qu'on appelle la *barrière hémato-encéphalique*. Celle-ci permet à certaines substances,
mais non pas à toutes, de pénétrer jusque dans le cerveau même.
Les interférons bêta 1a et 1b agissent comme « enduits d'étanchéité » pour inhiber cette migration : c'est un peu comme injecter
un enduit d'étanchéité dans un pneu pour colmater une fuite.

L'interféron bêta 1b (Betaseron)

L'étude de 1993 a démontré que le traitement à l'interféron bêta 1b diminue le nombre de rechutes, atténue leur intensité lorsqu'elles se produisent et réduit le nombre de patients hospitalisés pendant ces rechutes. Les images réalisées par l'IRM à cette occasion montrent de façon significative que le degré de détérioration dans le cerveau des sujets à qui on a administré ce médicament est moindre que celui de ceux qui ont pris le placebo. Autrement dit, ce médicament semble exercer un effet physiologique sur ce qui se passe dans le cerveau. Sur la foi de ces effets sur les rechutes et des images de l'IRM, l'usage de ce médicament a été approuvé en Amérique du Nord et en Europe pour la SP récurrente-rémittente, comme premier traitement modifiant la maladie.

Une autre étude de moindre envergure réalisée aux États-Unis a démontré que l'interféron bêta 1b peut ralentir la détérioration de la fonction cognitive (par exemple, la mémoire) qui se produit éventuellement dans la SP.

Le médicament est administré par injections sous-cutanées (sous la peau) tous les deux jours. On peut avoir des craintes à s'injecter soi-même ce médicament, mais c'est une technique facile à maîtriser et, dans la majorité des cas, on peut l'apprendre en une heure ou deux seulement. Les injections se font dans des parties du corps ayant habituellement une haute teneur en graisses : cuisses, fesses ou abdomen. Si on fait partie de la minorité de gens qui ont la phobie des injections, on peut se faire injecter le médicament par une infirmière ou un médecin de famille.

Les effets secondaires

L'interféron bêta 1b a quelques effets secondaires. Les réactions au point d'injection sont assez communes et comprennent entre autres : rougeurs, contusions et douleur, rétraction des tissus et nécrose (indiquant que la peau subit une infection surajoutée). Il semble se produire moins de réactions cutanées lorsque les injections sont faites dans les fesses, alors qu'injecter le médicament dans les bras paraît particulièrement douloureux et que plusieurs patients trouvent plus facile de s'injecter dans l'abdomen. Il faut aussi se souvenir de ne pas faire les injections de façon répétée au même endroit et d'injecter assez profondément sous la peau afin de minimiser les réactions cutanées.

Des effets secondaires plus généralisés peuvent aussi se produire. Le plus important est une réaction pseudogrippale, qui commence dans les 24 heures suivant l'injection et peut durer de un à trois jours ou même plus longtemps. Pendant cette période, l'individu atteint ressent des symptômes pseudogrippaux : maux de tête, fatigue, refroidissements, douleurs musculaires, fièvre. Environ 60 pour cent des patients visés font l'expérience d'au moins certains de ces symptômes. On peut les minimiser en prenant de l'acétaminophène ou de l'ibuprofène une heure avant l'injection, puis à des intervalles de 6 à 12 heures pour un jour ou deux, au besoin. Ces symptômes se manifestent surtout juste après le début du traitement et, dans la plupart des cas, ils disparaissent en deux à trois mois ou même avant.

Prendre le médicament au coucher peut permettre au patient de dormir pendant que les symptômes pseudogrippaux se manifestent. Ceux-ci sont plus communs chez les femmes que chez les hommes recevant la même dose de médication, indiquant qu'ils sont peut-être reliés au poids du corps. Si les effets secondaires pseudogrippaux sont intolérables, on peut commencer la pharmacothérapie en réduisant de moitié la dose du médicament pendant les deux à quatre premières semaines, puis en l'augmentant ensuite graduellement.

Les autres effets secondaires de l'interféron bêta 1b sont assez rares. Certains individus rapportent une augmentation de la spasticité. Très rarement, des anomalies mineures se manifestent dans les épreuves fonctionnelles hépatiques et le nombre de globules blancs. Toutefois, ces problèmes se règlent habituellement d'eux-mêmes. Il semble aussi qu'on puisse utiliser sans danger ce médicament en même temps que d'autres.

Quelque 30 à 40 pour cent des patients traités avec ce médicament développent éventuellement des anticorps (protéines dans leur sang). Il n'est pas clair toutefois si ces anticorps affectent l'efficacité du médicament, et ce sujet est encore très controversé : on peut demander à son neurologue les plus récentes informations à ce sujet.

Le médicament commence à agir après deux mois de traitement. Comme il produit des effets secondaires durant ces deux mois, il arrive souvent que les patients se sentent moins bien au tout début du traitement ou que leurs symptômes de SP s'aggravent, avant de se stabiliser graduellement. Plusieurs personnes se sentent mal le lendemain d'une injection, et mieux le surlendemain. On peut utiliser les traitements pour la gestion des symptômes de SP en même temps qu'on prend l'interféron bêta 1b.

Qui devrait prendre l'interféron bêta 1b ?

Seuls les individus qui ont reçu un diagnostic confirmé de sclérose en plaques (voir Chapitre 4) devraient recevoir le traitement à l'interféron bêta 1b, et uniquement s'il s'agit de cas de SP récurrente-rémittente active : c'est-à-dire s'ils ont éprouvé en moyenne deux poussées significatives dans les quelques années précédentes. Les neurologues peuvent expliquer plus en détail ces conditions.

L'interféron bêta 1b n'est probablement pas approprié pour les personnes atteintes d'une SP récurrente-rémittente moins grave : ceux qui n'ont eu par exemple qu'une ou deux poussées pendant plusieurs années. Il est peu probable que le traitement améliorera ce qui est déjà un cas léger de la maladie.

En outre, on ne doit pas utiliser une telle médication si :
- on est allergique à l'une ou l'autre des composantes du médicament ;
- on souffre de dépression grave ;
- on est enceinte, on allaite ou on essaie de devenir enceinte.

Quand doit-on arrêter de prendre l'interféron bêta 1b ?

Les personnes réagissant bien à l'interféron bêta 1b (qui ont moins de rechutes et tolèrent le médicament sans éprouver d'importants effets secondaires persistants) devraient continuer le traitement pendant trois ans ou plus. Par contre, celles n'ayant pas une bonne réaction (qui éprouvent des effets secondaires intolérables, ont autant de rechutes nécessitant des traitements aux stéroïdes ou une augmentation évidente de leur invalidité au cours d'une année de traitement) devraient probablement arrêter le traitement avec ce médicament. Mais comme chaque cas est différent, la décision de continuer ou d'interrompre cette médication doit être prise par les patients eux-mêmes, après en avoir discuté avec leur neurologue.

L'interféron bêta 1a (Avonex, Rebif)

Le premier rapport important sur l'efficacité de l'interféron bêta 1a paraît en 1996. Un autre rapport, provenant d'une deuxième grande étude, est ensuite publié en 1998. Des groupes semblables mais non identiques de personnes souffrant de sclérose en plaques récurrente-rémittente ont fait l'objet de ces recherches sur ce médicament. Dans les deux cas, on constate que les rechutes semblent avoir diminué d'un tiers environ. L'interféron bêta 1a paraît ralentir la progression de la maladie. Tout comme l'interféron bêta 1b, il s'avère exercer un effet bénéfique sur le degré de la détérioration (due à la SP) observée sur les images du cerveau réalisées par l'IRM.

Même s'ils sont fabriqués par différentes sociétés pharmaceutiques, les deux médicaments sont identiques du point de vue chimique. La distinction peut-être la plus importante entre les deux réside dans leur mode d'administration : Avonex est injecté dans le muscle en une seule dose hebdomadaire, alors que Rebif est injecté sous la peau trois fois par semaine. Évidemment, il est plus pratique de ne subir qu'une injection par semaine plutôt que trois, quoiqu'on ne sache pas encore si une seule injection hebdomadaire est aussi efficace que trois. On peut apprendre à faire ces injections soi-même, mais les injections intramusculaires sont plus difficiles. Cependant comme celles-ci permettent au médicament de pénétrer dans le muscle plus profondément que les injections sous-cutanées, les réactions cutanées locales sont insignifiantes avec Avonex.

Quelle est la meilleure manière de prendre l'interféron bêta 1a? Dans une étude comparative d'Avonex et de Rebif réalisée en 2002, Rebif est associé à une meilleure probabilité de n'éprouver aucune rechute pendant 12 mois et d'avoir moins de lésions apparaissant sur les images de l'IRM. Toutefois, Rebif est aussi associé à un plus grand nombre de réactions cutanées, de changements des enzymes hépatiques ainsi que d'anticorps neutralisants. Ces derniers sont des protéines produites par l'organisme en réaction à l'interféron. Éventuellement, les anticorps neutralisants peuvent annuler les effets bénéfiques de l'interféron.

Les effets secondaires

Les effets secondaires de l'interféron bêta 1a comprennent les symptômes pseudogrippaux communément observés avec l'interféron bêta 1b. Le moment de l'injection (habituellement au coucher), les autres effets secondaires et le pré-traitement à l'acétaminophène ou à l'ibuprofène sont les mêmes que dans le cas de l'interféron bêta 1b.

Qui devrait prendre l'interféron bêta 1a?

Les critères et contre-indications sont semblables à ceux de l'interféron bêta 1b, mais les individus traités avec l'interféron bêta 1a (en particulier Avonex) ont une probabilité moindre de développer des anticorps que ceux prenant l'interféron bêta 1b. Chaque patient doit décider lui-même quel médicament lui conviendrait le mieux, après une consultation détaillée avec son neurologue.

L'ACÉTATE DE GLATIRAMÈRE (COPAXONE)

En 1995, on a publié les résultats d'une étude sur l'utilisation de l'acétate de glatiramère pour le traitement de la SP récurrente-rémittente. L'acétate de glatiramère (nom de marque : Copaxone) est un petit fragment de protéine qui ressemble à la protéine de la myéline. Son fonctionnement n'a pas encore été élucidé, mais selon une théorie, il interromprait l'activité indésirable du système immunitaire. On ne sait pas s'il « scelle » la barrière hémato-encéphalique, mais il semble diminuer l'attaque des lymphocytes contre la myéline. On n'a pas encore déterminé non plus si on peut l'utiliser avec l'interféron bêta 1b et l'interféron bêta 1a, quoiqu'une étude préliminaire présentée en 2002 indique que la combinaison d'Avonex et de Copaxone est sans danger.

L'acétate de glatiramère semble aussi diminuer le nombre de rechutes de SP d'un tiers environ. Lors de la première étude, les images (réalisées par l'IRM) des personnes traitées avec ce médicament n'ont pas été examinées systématiquement. On a donc décidé de mener une étude subséquente pour découvrir si l'acétate de glatiramère ralentit l'évolution de la SP dans le cerveau. Les résultats de cette recherche montrent sur les images de l'IRM un effet bénéfique modéré, qui n'est pas aussi important que ceux de l'interféron bêta 1a et 1b. (Toutefois, les effets bénéfiques de l'interféron sont plus apparents sur les images de l'IRM, que dans l'état ressenti par les patients.)

Tout comme l'interféron bêta 1b, l'acétate de glatiramère est administré par injections sous-cutanées, mais quotidiennement plutôt que tous les deux jours ou chaque semaine. Ses effets secondaires sont minimes et il ne provoque pas de réactions pseudogrippales, mais une rougeur de la peau peut se produire à l'emplacement de l'injection. De temps à autre, les patients éprou-

Résumé des médicaments modifiant la maladie

L'interféron bêta 1b, l'interféron bêta 1a et l'acétate de glatiramère sont les substances contenues dans les médicaments qui ont été approuvés pour le traitement de la SP. Ces médicaments modifiant la maladie ont plusieurs similarités :

- *ils réduisent les rechutes de SP d'un tiers environ ;*
- *ils montrent des effets bénéfiques, de degrés variables, sur les images du cerveau réalisées par l'IRM ;*
- *ils n'enraient pas les incapacités existantes, mais ils peuvent stabiliser la maladie, quoique ceci ne se produise pas dans tous les cas ;*
- *ils sont administrés par injections ;*
- *les effets secondaires sont habituellement supportables et auto-limitatifs ; c'est l'acétate de glatiramère qui en a le moins ;*
- *leur efficacité globale est modérée ;*
- *ils coûtent cher et ceux qui en prennent ont presque toujours besoin de la contribution financière d'une assurance privée ou gouvernementale ;*
- *vu leur efficacité modérée, leurs effets secondaires et leur coût important, chaque individu doit lui-même décider de les prendre ou non (et choisir lequel lui convient), après avoir consulté son neurologue et sa famille.*

vent de brèves périodes (quelques minutes) d'essoufflement. On ne connaît pas les causes de cette réaction inhabituelle : toutefois, elle disparaît d'elle-même et semble auto-limitative.

L'acétate de glatiramère est utilisé comme traitement pour la SP récurrente-rémittente, mais il n'a pas encore reçu l'approbation officielle comme traitement pour la SP progressive. Et comme l'interféron bêta 1b et l'interféron bêta 1a, on ne doit pas le prendre si on est allergique à l'une de ses composantes, si on est enceinte ou si on essaie de le devenir, et si on allaite.

Pour les quatre médicaments présentés jusqu'ici dans ce chapitre, il faut se rappeler de la «règle du tiers», car leur action réduit les rechutes dans cette proportion. Ils ralentissent aussi l'évolution de la SP, mais ils ne l'arrêtent pas. Leurs effets bénéfiques varient d'un patient à l'autre: certains n'éprouvent aucune poussée significative pendant qu'ils prennent un de ces médicaments et ressentent une amélioration, alors que d'autres voient même leur cas s'aggraver. De plus, ces médicaments n'enraient pas les symptômes neurologiques déjà existants. Mais en dépit de tous les avertissements à ce sujet, plusieurs personnes prenant ces médicaments croient erronément qu'ils feront disparaître leurs symptômes. Enfin, il faut se méfier des témoignages de gens atteints de SP, qui affirment que ces médicaments ont réduit tous leurs problèmes. Comme la SP est une maladie d'une grande variabilité, l'état de n'importe quel patient pourrait s'améliorer même sans le traitement.

LE TRAITEMENT DE LA SP PROGRESSIVE

Malheureusement, la situation actuelle concernant le traitement de la SP progressive secondaire est beaucoup moins prometteuse. Il est improbable que l'interféron bêta 1b et l'interféron bêta 1a puissent venir en aide aux individus affectés de cette forme de SP *sans rechutes fréquentes*. Les études réalisées dans ce domaine portent un peu à confusion, parce qu'elles comprennent à la fois des sujets éprouvant des rechutes et d'autres pas. Voici toutefois mon interprétation de ces données: seuls les gens qui ont des rechutes tendent à tirer profit de ces médicaments, mais seulement de façon marginale et en payant un prix assez lourd pour ce qui est des effets secondaires, des désagréments et des coûts.

Il est utile de se rappeler ici le passage (Chapitre 1) au sujet du rôle que jouent l'inflammation et la dégénérescence (usure prématurée) dans la détérioration imputée à la sclérose en plaques. Il faut considérer la phase récurrente-rémittente de la SP comme un stade inflammatoire du début de la maladie. Cette phase réagit à un traitement aux médicaments anti-inflammatoires, tel l'interféron bêta (et dans certains cas, les médicaments de chimiothérapie : voir plus loin).

Dans la phase progressive toutefois, la dégénérescence axonale est la principale cause de la détérioration et les médicaments anti-inflammatoires ne stoppent pas la dégénérescence. Pour cette phase, on a plutôt besoin d'agents neurologiques nourriciers. On étudie actuellement certains de ces médicaments, mais on a été incapable jusqu'ici de démontrer l'utilité d'aucun d'eux pour les individus atteints de SP (ou de toute autre maladie dégénérative, d'ailleurs).

La chimiothérapie neutralise le système immunitaire, qu'on croit suractivé dans le cerveau des individus atteints de SP. Mais comme elle neutralise aussi le système immunitaire dans tout l'organisme, le corps est alors désarmé face aux autres « envahisseurs », telles les maladies bactériennes ou virales. D'autres effets secondaires potentiels graves comprennent la détérioration des globules blancs, l'infertilité et les infections hépatiques ainsi que la création d'un cancer. Voici certaines des substances utilisées comme agents de chimiothérapie : azathioprine, cladribine, méthotrexate, cyclophosphamide, mitoxantrone. Le traitement de la SP par chimiothérapie peut se comparer à tuer une mouche avec un bâton de baseball : cela peut fonctionner ou non, mais il y a indéniablement risque de « dommage collatéral ». Même si la chimiothérapie ne donne pas des résultats convaincants pour la SP progressive, plusieurs neurologues l'essaient chez des patients dont la maladie échappe à tout contrôle et qui n'ont pas obtenu de résultats avec l'interféron bêta ou la Copaxone. Pour minimiser les risques, on prescrit habituellement de plus faibles doses pour le traitement de la SP progressive que celles utilisées contre le cancer.

LES TRAITEMENTS FUTURS

On espère disposer dans l'avenir de traitements qui pourront non seulement ralentir le rythme des rechutes et l'évolution de la SP, mais aussi mettre un frein à cette maladie. De plus, on rêve de pouvoir éventuellement enrayer les symptômes neurologiques déjà présents. Entre-temps, la recherche se poursuit sur plusieurs fronts. Ainsi, on dénombre actuellement plus de 140 essais cliniques différents en cours un peu partout au monde. Un tel volume d'études scientifiques génère beaucoup d'espoir pour l'avenir.

La recherche sur les mécanismes fondamentaux de la SP

Les chercheurs s'activent beaucoup pour découvrir comment et pourquoi le système immunitaire décide d'attaquer la myéline. Pour cela, il faut généralement étudier les différentes étapes de la régulation immunitaire et tenter de comprendre comment les gènes contrôlent le fonctionnement du système immunitaire. En outre, les neuroscientifiques sont très intéressés par la remyélinisation, le processus de réparation qui pourrait rétablir le fonctionnement des parties détériorées du système nerveux. Ils ont déjà obtenu des résultats prometteurs en se servant de modèles de la démyélinisation et de la remyélinisation chez les chiens.

La recherche sur les symptômes

Plusieurs individus touchés par la SP désirent intensément obtenir un médicament pour réduire la grande faiblesse qu'ils éprouvent. On peut leur prescrire des inhibiteurs des canaux potassiques, qui sont quelque peu efficaces. Mais ils provoquent occasionnellement des effets secondaires, dont des étourdissements et des attaques. D'autres recherches sont en cours afin de mettre au point des médicaments qui pourraient enrayer, ou diminuer considérablement, leur faiblesse mais sans causer d'effets secondaires invalidants.

La recherche sur les traitements modifiant la maladie

Les scientifiques examinent plusieurs stratégies dans l'espoir de modifier encore plus le cours de la sclérose en plaques : entre autres, l'utilisation de protéines appelées *anticorps monoclonaux* pour cibler les fragments de lymphocytes T (nommés récepteurs de cellules T) ou d'autres composantes du système immunitaire. On étudie aussi la possibilité de vacciner les personnes atteintes de SP avec certaines composantes du système immunitaire. Ceci pourrait peut-être induire l'organisme à fabriquer des protéines (anticorps), qui attaqueraient et neutraliseraient les parties du système immunitaire déclenchant la SP.

Une autre approche consiste à injecter des protéines appelées *inhibiteurs sélectifs de molécules d'adhérence* afin d'empêcher la migration, vers le cerveau et la moelle épinière, des lymphocytes perturbateurs. Une de ces substances (natalizumab) fait présentement l'objet d'essais de phase III et semble très prometteuse.

Les chercheurs s'intéressent aussi à la transplantation des cellules productrices de myéline. En ce moment, leurs résultats sont intéressants mais préliminaires : ce traitement est encore très loin de devenir réalité et il ne fonctionnera peut-être même jamais. Entre autres, il est très difficile d'implanter les cellules d'une greffe à l'emplacement exact où elles sont requises. De plus, même si la remyélinisation peut ainsi être réussie, l'axone sous-jacent est souvent détérioré également et la greffe de myéline ne peut pas y remédier. Néanmoins, les essais sur l'innocuité de cette technique chez les humains sont déjà en cours.

D'autres thérapies sont aussi étudiées. Comme la situation évolue rapidement dans ce domaine, les meilleures façons de se tenir au courant des dernières recherches sur la SP est de communiquer avec la Société de la sclérose en plaques et de suivre les développements dans les journaux et à la télévision. Les informations sur la SP sont dûment rapportées par les médias : les histoires de succès sensationnels font augmenter les ventes et les cotes d'écoute, tout en aidant à trouver du financement pour les chercheurs. Toutefois, les résultats des recherches médicales sont souvent décrits avec exagération soit par ceux qui ont effectué les recherches, soit par ceux qui rapportent les résultats. Quand cela semble trop beau pour être vrai, mieux vaut se méfier d'un tel enthousiasme.

Des médicaments pour la SP sans danger

Le processus d'approbation d'un médicament pour traiter la sclérose en plaques ressemble à une course d'obstacles. Un nouveau médicament doit franchir avec succès plusieurs étapes avant qu'il ne puisse être mis à la disposition du public. Voici une description générale de ses principales phases.

Phase préclinique. On tente de démontrer l'efficacité et l'innocuité du médicament chez les animaux : il doit pouvoir enrayer une maladie du type de la SP chez les animaux, mais sans être toxique.

Essais de phase I. Les chercheurs administrent le médicament à un nombre restreint de sujets : des volontaires en santé et des gens atteints de SP, afin de définir son innocuité et ses effets secondaires et de savoir comment sont tolérées différentes doses. Les renseignements obtenus sur la toxicité du médicament sont peu abondants dans les essais de ce stade, parce que les sujets sont peu nombreux et qu'ils ne reçoivent le traitement que pour une courte période de temps.

Essais de phase II. À ce stade, un plus grand nombre de personnes sont traitées dans un seul centre, habituellement avec un groupe de contrôle recevant un placebo. Ces essais fournissent plus d'informations sur la tolérance au médicament et sur ses effets secondaires. Ils donnent aussi une indication de l'efficacité potentielle du nouveau traitement. Il est vital de pouvoir se faire une idée de l'action de cette médication, car cela déterminera le nombre d'individus nécessaires pour une plus grande étude destinée à prouver son efficacité. La hantise de tout chercheur dans ce domaine est de mener une étude sur un médicament qui fonctionne en fait, mais dont les résultats ne montrent pas les bénéfices parce que l'échantillon de patients est trop petit. Par contre, plus l'envergure d'une étude est large, et plus elle requiert de temps et d'argent.

Essais de phase III. Pour ces essais, on recrute un très grand nombre de sujets atteints de la SP dans différents centres, d'où le terme « essais multicentriques ». Généralement, on a recours à des centaines de personnes. Elles sont réparties en trois groupes : le premier reçoit habituellement une faible dose du médicament ; le deuxième, une plus forte dose ; et le troisième, un placebo.

Un nouveau médicament doit franchir avec succès chacune des phases. À différents stades des essais, les chercheurs l'écarteront lorsqu'un des cas suivants se produit : s'il ne fonctionne pas chez les animaux, s'il se révèle toxique, s'il ne semble pas efficace au cours des petits essais de phase II menés dans un seul centre, ou encore s'il n'est pas couronné de succès dans les essais de phase III réalisés dans plusieurs centres.

Chaque phase coûte plus cher que la précédente et les essais de phase III sont extrêmement coûteux. En outre, il faut souvent un an ou plus pour compléter les études de la phase préclinique ainsi que des phases I et II. Quant aux essais de phase III, ils requièrent plusieurs années et des millions de dollars.

Si le médicament semble efficace et sans danger après toutes ces étapes, la société pharmaceutique qui en possède les droits présente alors une demande d'approbation à la Direction générale des produits de santé et des aliments du gouvernement fédéral, afin de pouvoir le commercialiser. L'obtention de cette approbation par l'agence réglementaire peut aussi impliquer un processus long et ardu. Dans le but d'éviter des délais de plusieurs mois ou plusieurs années, il existe maintenant une procédure accélérée d'approbation de médicaments pour certaines maladies, dont la sclérose en plaques. Malgré tout, ce processus prend encore beaucoup de temps.

Quand l'approbation du nouveau médicament est obtenue, la société pharmaceutique peut procéder à sa commercialisation, en conformité avec les lois et les politiques provinciales concernant les médicaments sur ordonnance. Ces politiques gouvernementales sont importantes, parce que les assureurs qui contribuent au paiement de ces médicaments adoptent les mêmes. À ce point-ci, on peut finalement se procurer le nouveau médicament en pharmacie, avec une ordonnance de son médecin.

C'est donc un très long cheminement, depuis l'idée d'un nouveau médicament qui germe dans l'esprit du scientifique jusqu'au moment où il apparaît enfin chez le pharmacien. D'ailleurs, la majorité des projets de nouveaux médicaments n'atteignent pas la mise en marché. Mais sans ce prudent processus d'évaluation scientifique, il n'existerait aucune protection contre les charlatans vendant des traitements non prouvés (et potentiellement toxiques) à des personnes, qui ont pourtant déjà assez de problèmes avec leur SP.

CHAPITRE SEPT

Les aspects sociaux

Les personnes souffrant de sclérose en plaques réagissent de différentes manières à leur situation. Certaines essaient d'ignorer la maladie, comme si elle n'existait pas. D'autres ne s'en occupent que pendant ses poussées actives et, entre chacune de celles-ci, elles tentent de l'oublier. D'autres, enfin, s'en préoccupent beaucoup, souvent même de façon obsessive. En fait, la réaction à la SP des individus atteints dépend souvent de leur tempérament ainsi que de la nature et de la gravité de leurs symptômes. Des facteurs économiques peuvent aussi affecter la façon dont on fait face à ce problème. Les symptômes, par exemple, peuvent s'intensifier lorsqu'on est anxieux et stressé.

Il n'y a pas une seule façon «idéale» de faire face à la SP. La meilleure attitude est d'adopter un comportement qui fonctionne bien pour soi et pour ses proches. Malgré tout, il y a plusieurs questions pratiques s'appliquant à presque toutes (peut-être même à toutes) les personnes qui sont atteintes de cette maladie. Je vous propose quelques réflexions sur la manière de les aborder.

LA VIE FAMILIALE

Une maladie potentiellement invalidante comme la sclérose en plaques exerce évidemment un énorme impact sur la vie familiale des individus atteints. La plupart de ceux-ci ont contracté la SP quand ils étaient jeunes, juste avant de vivre en couple et d'avoir des enfants ou tout de suite après. La SP peut éventuellement diminuer l'estime de soi des personnes en souffrant, quand elles ne se sentent plus bien portantes et commencent à se voir comme des malades devant s'employer à retrouver leur santé et l'image positive de soi qui l'accompagne.

Mais les gens touchés de SP ne sont pas les seuls à souffrir. Quand ils ont un conjoint et des enfants, ceux-ci finissent aussi par être affectés. Aux yeux de son partenaire, une personne affectée semble souvent plus nécessiteuse et moins performante qu'au moment où ils se sont engagés dans leur relation, et ceci peut la rendre moins attirante. Par contre, certains partenaires se rappellent que leur union est « pour le meilleur et pour le pire » et respectent cet engagement. On peut donc comprendre les sentiments de frustration, ou même de colère, qui peuvent surgir, surtout si les besoins des personnes malades augmentent et leur contribution émotive et financière à la relation diminue avec le temps.

Des études démontrent que les hommes célibataires atteints de SP tendent à se marier moins que les autres hommes. C'est peut-être parce qu'ils sont moins à même de fournir un soutien émotif et financier à leur conjointe éventuelle. Certaines recherches (mais pas toutes) laissent supposer que les gens mariés souffrant de SP ont un taux de divorce assez élevé. Vu que les demandes auxquelles doit répondre un conjoint augmentent avec le temps, un désir constant d'aider et d'être flexible est essentiel pour maintenir une relation dans de telles conditions.

Les enfants d'une personne atteinte de SP éprouvent aussi des difficultés. D'une part, ils sont tristes que leur père ou leur mère soit mal en point et craignent souvent qu'il ou elle ne devienne invalide ou même meure. D'autre part, ils sont frustrés que ce parent soit incapable de s'occuper d'eux comme le font les autres parents. De plus, les enfants ont parfois honte de sortir avec un parent qui doit se déplacer en se servant d'une canne ou d'un fauteuil roulant. Les efforts imposés par la maladie tendent à irriter le conjoint et les enfants qui, en même temps, se sentent coupables d'être exaspérés.

Malheureusement, il n'existe pas de solution simple. Le conjoint a besoin du soutien des autres soignants (médecins, infirmières, conseillers, travailleurs sociaux) et également de la gratitude exprimée par son partenaire souffrant de SP. Les groupes de soutien pour les soignants peuvent également être d'un grand secours à cet égard. Les professionnels de la santé aideront le couple à s'adapter à la situation en lui disant que la maladie fait deux victimes : la personne touchée et son partenaire. La même stratégie peut aussi venir en aide aux enfants.

La vie de famille des individus atteints de SP qui n'ont que peu ou pas d'invalidité physique pourrait bien rester la même. Mais beaucoup de gens souffrant de SP affirment qu'ils doivent limiter leurs activités : par exemple, il leur faut choisir celles qui sont le moins fatigantes et se reposer en prévision d'une sortie tardive. Ceci peut déranger les autres membres de la famille, parce que l'invalidité de la personne affectée les affecte maintenant aussi.

Il faut donc que cette dernière fasse certains compromis. Ainsi, plutôt que de s'adonner à une activité physique très exigeante, elle peut trouver des divertissements moins fatigants mais quand même amusants pour toute la famille. Jouer aux cartes, au Monopoly ou au Scrabble est une excellente occasion de passer ensemble une partie de l'après-midi ou de la soirée.

Carla est une avocate travaillant à temps plein, même si elle souffre d'une SP modérée. Elle prend soin de fonctionner à un rythme qui lui convient et n'accepte de sortir le soir que pendant la fin de semaine, et seulement si elle peut faire une sieste l'après-midi. Elle comprend aussi qu'il lui faille parfois rentrer plus tôt à la maison : « Quand je suis fatiguée, dit-elle, je quitte le travail de bonne heure et mon mari rentre après moi. » Grâce à une bonne dose de jugement et d'autodiscipline, elle arrive à mener une vie aussi normale que possible.

On peut accéder en fauteuil roulant à plusieurs endroits publics : centres commerciaux, bureaux, musées, cinémas, etc. On peut trouver difficile, du point de vue psychologique, de se déplacer en fauteuil roulant pour la première fois. Mais il vaut mieux écarter ses doutes et s'en servir si nécessaire : cela permet de conserver son énergie et de participer mieux et plus longtemps aux activités familiales.

LA GROSSESSE

Les femmes atteintes de SP n'éprouvent pas de difficultés particulières à devenir enceintes. La SP tend à connaître une rémission pendant la grossesse, spécialement pendant les trois derniers mois. Les femmes enceintes remarquent que leurs symptômes disparaissent quelque peu. De plus, les poussées sont assez rares durant cette période. Mais après la naissance de leur bébé (surtout dans les premiers mois), leurs risques de rechute augmentent. Comme toutes les mères, leur première année avec un tout-petit est remplie de stress émotif et physique : manque de sommeil, anxiété, changements hormonaux, etc. Mais on ne sait pas lequel de ces facteurs accroît les risques de rechute.

La SP n'affecte pas la capacité d'avoir un enfant. En outre, l'anesthésie épidurale est sans danger pour les femmes atteintes, tout comme l'allaitement.

Il y a cependant une question importante à poser : Élever des enfants aggrave-t-il la sclérose en plaques ? La réponse est non. Il y a quelques décennies, les médecins conseillaient aux femmes atteintes de SP de ne pas avoir d'enfants, car on pensait que leur état empirerait. On sait maintenant que c'est faux.

Tout de même, il peut être sage de limiter la taille de sa famille à un ou deux enfants. Les individus touchés par la SP ont en général moins d'énergie et de ressources financières. Avoir moins d'enfants peut minimiser la fatigue et le stress financier allant inévitablement avec le rôle parental. La présence des enfants implique aussi qu'on sera exposé à tous les virus qu'ils attrapent, un risque de plus quand on a la SP. Mais la décision finale à ce sujet appartient à chaque couple.

LA CONTRACEPTION

Aucune forme de contraception n'affecte la SP. Des femmes atteintes de cette maladie ont recours sans complications particulières aux contraceptifs oraux, aux dispositifs intra-utérins et à la stérilisation. L'œstrogène utilisé dans l'hormonothérapie, après la ménopause, n'a pas non plus d'effet connu sur la SP.

L'EMPLOI

Sans contredit, la sclérose en plaques peut affecter de façon négative l'employabilité des individus touchés. Vu la présence possible de symptômes neurologiques tels la faiblesse, l'engourdissement, les troubles oculaires et de l'équilibre (sans oublier la fatigue et les troubles de la concentration et de la mémoire), il n'est pas étonnant que leur emploi soit souvent le premier secteur de leur vie à être affecté.

L'effet est graduel au début. Les personnes atteintes de SP notent souvent un manque d'énergie au travail et plus de problèmes de mémoire qu'auparavant. Elles éprouvent peut-être plus de difficulté à gérer le stress et à se concentrer. Il leur arrive aussi de sombrer dans un état dépressif, ponctué de crises de larmes, ou à d'autres occasions, d'exprimer des émotions inappropriées à une situation. Comme cet individu, par exemple, qui réagissait avec un grand sourire à tout ce qu'on lui disait, même si c'était triste ou négatif: la SP peut affecter les centres du jugement et des émotions dans le cerveau. Parce que le rythme du début de ces symptômes de SP est très variable (tout comme les autres aspects de la maladie d'ailleurs), les gens touchés peuvent être capables de continuer à travailler pendant des années. Certains manifestent ces symptômes presque tout de suite, d'autres des années plus tard et, d'autres encore, jamais. Certains individus affectés par la SP deviennent vite invalides et, presque dès l'apparition de la maladie, il leur est presque impossible de conserver leur emploi. Alors que d'autres ne sont jamais obligés d'abandonner leur travail à cause de leur SP.

La SP entrave particulièrement les travailleurs atteints qui doivent beaucoup marcher, rester longtemps debout et soulever des charges. Elle est aussi très invalidante pour les personnes touchées dont le travail requiert un effort intellectuel soutenu. Mais certains emplois sédentaires plus ou moins routiniers peuvent être poursuivis des années durant, ou même indéfiniment, par des gens souffrant de SP, pourvu que les symptômes de fatigue et de troubles de la concentration ne soient pas trop graves.

Au cours des années, les chercheurs ont réalisé plusieurs sondages pour déterminer le degré d'emploi des personnes atteintes de SP. Une étude démontre qu'un tiers seulement des individus souffrant de cette maladie depuis 25 ans travaillent encore. Plus son niveau d'invalidité est bas, et plus un individu a de chances d'avoir un emploi. Un sondage de patients de SP au Canada, publié en 1998, montre les proportions suivantes de ceux qui occupent un emploi à temps plein, selon leur degré d'invalidité : légère, 37 pour cent ; modérée, 28 pour cent ; grave, 4 pour cent. De tels taux décroissants s'appliquent également aux emplois à temps partiel : légère, 21 pour cent ; modérée, 10 pour cent ; grave, 6 pour cent. Mais ces statistiques sont trompeuses, car plusieurs personnes souffrant de SP restent à domicile pour s'occuper de leur foyer, en soi un travail à temps plein. Selon le même sondage, le taux de chômage chez ceux qui ont la SP varie aussi, selon leur invalidité : légère, 29 pour cent ; modérée, 44 pour cent ; grave, 77 pour cent. Et la même situation existe pour les proportions de changements d'emploi dus à la SP, en rapport avec l'invalidité : légère, 37 pour cent ; modérée, 62 pour cent ; grave, 82 pour cent.

Quand faut-il avertir son employeur ?

Les patients demandent souvent l'avis de leurs médecins pour savoir à quel moment ils devraient annoncer à leur patron qu'ils sont atteints de la sclérose en plaques. La question est complexe, surtout dans les premiers stades de la maladie. Quand les employeurs apprennent qu'un de leurs travailleurs souffre de SP, ils peuvent être plus accommodants au sujet des consultations médicales et du retard pris dans le travail. Mais souvent, ce n'est pas le cas. Lorsque leur invalidité est minimale et qu'ils ont une « SP invisible », certains employés doivent faire face à l'hostilité de leurs collègues et de leur patron que dérangent leurs fréquentes absences au travail. Il y a même parfois des plaintes au sujet d'un « traitement de faveur ».

Une chose est sûre cependant : si on ne dit pas à son patron qu'on a la SP, on n'aura pas à endurer la discrimination voilée dont font l'objet ceux qui sont perçus comme n'ayant pas de santé. Ainsi, une jeune personne ambitieuse peut mettre un sérieux frein à sa carrière, lorsqu'elle annonce à son patron qu'elle a contracté la SP. Malheureusement, il se produit souvent des congédiements de travailleurs sous de faux prétextes, alors que la vraie raison est probablement leur SP.

Quand on est touché par une SP au premier stade de son développement, on ne devrait l'annoncer qu'à ceux qui ont besoin d'être au courant, en tenant compte des circonstances et de l'ambiance. Si on en parle, il faut le faire sans dramatiser en indiquant que sa maladie est légère et le restera peut-être. Il n'est pas prudent de répandre la nouvelle sans discernement au tout début : cela peut faire plus de mal que de bien.

Quand la SP devient « visible », la même réponse s'applique aussi : il vaut mieux ne révéler sa maladie qu'à ceux qui ont besoin d'être mis au courant. Par exemple, les superviseurs devraient être avertis : on pourrait alors compter sur leur coopération et adapter éventuellement son emploi pour être à même de le conserver.

Il est bon aussi d'examiner l'ensemble des avantages sociaux offerts par son employeur. Quelles sont les prestations de maladie ? Et les détails de la couverture de l'assurance-médicaments ? Existe-t-il un régime couvrant l'invalidité à long terme ? Un régime d'invalidité à long terme constitue potentiellement le meilleur atout pour assurer sa stabilité financière dans l'avenir. Il vaut mieux ne pas quitter sans mûre réflexion un emploi où l'on a droit à une telle couverture, car le prochain emploi ne l'offrira peut-être pas. Et même si ce régime y est offert, il se peut qu'un nouvel employé ayant la SP en soit exclu à cause d'une clause sur les maladies préexistantes. Les régimes d'invalidité à long terme sont différents d'une société à l'autre. Les régimes de plusieurs grandes entreprises paient une portion substantielle du salaire jusqu'à l'âge de 65 ans. Puisque beaucoup d'individus atteints de SP sont dans la trentaine ou la quarantaine, ceci peut être très intéressant pour eux et leur éviter de gros soucis financiers dans l'avenir.

Comment améliorer son employabilité ?

Quand on a la possibilité de travailler avec un horaire flexible plutôt que huit heures d'affilée, on est en meilleure position pour conserver son emploi si on a la SP. La capacité de travailler chez soi constitue aussi un atout. Plusieurs personnes souffrant de SP disent être incapables de travailler toute la journée, mais elles peuvent accomplir deux, trois ou quatre heures de travail. On peut rester dans le milieu du travail plus longtemps, si son employeur permet le travail à temps partiel et que l'assurance paie des prestations couvrant le reste des heures où on ne travaille pas. Le mot clé est donc *flexibilité*. Mais certains emplois ne permettent pas de flexibilité ou requièrent trop d'efforts physiques : les individus atteints de SP ne peuvent donc pas continuer à les occuper longtemps. Parfois, ils peuvent être mutés à des emplois plus flexibles et moins exigeants. Dans d'autres cas, ils devront quitter leur travail et, s'ils sont admissibles, ils pourront recevoir des prestations d'invalidité payées par un assureur ou le gouvernement.

Quand devrait-on prendre un congé de maladie ?

Il est difficile de déterminer quand prendre un congé de maladie. Il faut d'abord considérer certains facteurs : la gravité de sa SP, les règles de l'employeur régissant les congés de maladie, l'ambiance générale régnant dans son milieu de travail. Pour les individus atteints de SP, il vaut mieux généralement travailler que rester inactif. Le travail donne une structure à leur vie, les motive et augmente leur confiance en eux. Mais on ne devrait pas continuer à travailler si cela cause un stress physique et émotif insupportable. Il est sûrement préférable de recevoir des prestations de maladie que d'être congédié injustement parce qu'on passe à tort pour une personne paresseuse prenant trop de congés. C'est pourquoi il est important, dans ce cas, de révéler son état de santé à son employeur.

Même si cela peut varier d'un endroit à l'autre, il existe généralement un « filet de sécurité sociale » pour aider tous ceux qui ont la SP. On peut être admissible à diverses sources de revenu : prestations de maladie ou d'invalidité, pension, assurance emploi, bien-être social. Un directeur des ressources humaines ou un travailleur social peuvent donner des renseignements à ce sujet.

LES ASSURANCES
L'assurance vie

Même si les gens atteints de SP ont une maladie qui peut les mener à l'invalidité, la durée moyenne de leur vie ne s'en trouve diminuée que de 10 à 15 ans. Il n'est donc pas raisonnable de leur refuser une police d'assurance vie. Mais les primes à payer peuvent être légèrement plus élevées. Après tout, il ne s'agit certainement pas d'une maladie à haut risque dans la majorité des cas. On peut demander conseil à son médecin, si on a de la difficulté à obtenir une assurance vie.

L'assurance invalidité

On sait bien que les assureurs sont en affaires pour faire des profits. Comme les individus souffrant de SP courent un très grand risque de devenir invalides et incapables de travailler, il est presque impossible d'obtenir une assurance invalidité assortie de primes raisonnables après qu'on a reçu un diagnostic de SP. La clé est d'avoir déjà une assurance invalidité avant d'être malade. C'est la seule façon pour qu'elle ne coûte pas trop cher, ou même pour en obtenir une.

L'assurance médicaments

Plusieurs régimes d'avantages sociaux offerts par les employeurs comprennent une couverture pour les frais de médicaments. Vu le coût élevé des nouveaux traitements modifiant la maladie dans le cas de la SP, ceci peut représenter un avantage substantiel. Les régimes d'assurance-médicaments gouvernementaux viennent en aide aux individus n'ayant pas d'assurance privée, mais les règles varient d'un régime à l'autre.

L'assurance auto

Selon les statistiques, les gens qui ont la SP ne conduisent pas plus dangereusement que les autres conducteurs. En fait, ils sont peut-être moins dangereux, car ils ont tendance à conduire prudemment. Il n'y a donc aucune raison qui les empêcherait d'obtenir une assurance-auto. Toutefois, si leur invalidité est assez grave pour nuire à leur coordination ou s'ils éprouvent de la faiblesse dans les bras et les jambes, il sera peut-être nécessaire de faire modifier d'abord leur voiture. Ainsi, si on a les jambes faibles mais que ses bras ont une force normale, on peut faire installer des commandes manuelles pour actionner l'accélérateur et les freins. Si on doute de son habileté à conduire, il vaut mieux repasser un test de conduite.

Tous ceux qui ont la SP ont besoin d'un médecin de famille capable d'empathie et de patience, et qui est assez bien renseigné sur cette maladie. Il devrait savoir que son patient requiert parfois un traitement médical, mais parfois aussi, de simples conseils. Un bon médecin est une aide précieuse dans la gestion de la SP. Si son docteur actuel ne fait pas l'affaire, il vaut mieux en trouver un autre : on doit le consulter souvent et on obtient de meilleurs résultats avec quelqu'un qui est un allié.

Les individus qui contractent la SP ont aussi besoin d'un neurologue pouvant leur fournir toute l'aide nécessaire, des conseils spécifiques jusqu'aux traitements utilisant divers médicaments. Il existe des traitements pour les symptômes ainsi que pour la maladie elle-même, et les chercheurs travaillent aussi à mettre au point de nouveaux médicaments. Si un patient croit que son neurologue ne répond pas à tous ses besoins, il aurait avantage à en prendre un autre.

LA PHYSIOTHÉRAPIE, L'ERGOTHÉRAPIE ET LA RÉADAPTATION

Beaucoup de personnes souffrant de SP consultent un physiothérapeute ou un ergothérapeute durant le cours de leur maladie, surtout après une rechute. Les physiothérapeutes suggèrent des programmes d'exercices et des techniques pour se rétablir le mieux possible après avoir éprouvé divers troubles (faiblesse, incoordination, etc.). Ils enseignent aussi le maniement des cannes, des marchettes ou ambulateurs et des fauteuils roulants. Les ergothérapeutes, eux, expliquent comment bien fonctionner, en tenant compte des contraintes imposées par une invalidité neurologique. En général, ils donnent des conseils sur les manières de gérer la fatigue et sur les façons de modifier son milieu de vie et de travail afin de résoudre les problèmes rattachés aux incapacités physiques.

Les physiothérapeutes et les ergothérapeutes sont des thérapeutes en réadaptation. Celle-ci vise à rétablir le meilleur fonctionnement neurologique possible, selon les incapacités spécifiques. Mais les thérapies de réadaptation (ex. : programmes d'exercices) ne peuvent pas accomplir de miracles. Certains croient que leurs incapacités neurologiques disparaîtront s'ils font suffisamment de physiothérapie et d'ergothérapie. Malheureusement, ce n'est pas souvent le cas. Les thérapies de réadaptation fournissent un soutien et une direction pendant le processus de rétablissement, pour être à même de tirer le maximum de ses ressources et de sa situation. Elles peuvent donc améliorer l'image de soi, la forme physique et la qualité de vie d'un patient souffrant de SP.

Vu la nature complexe de la sclérose en plaques, il vaut mieux consulter un physiothérapeute ou un ergothérapeute qui connaît bien cette maladie et ses effets.

PLANIFIER POUR L'AVENIR

Par prudence, les individus atteints de SP devraient planifier en vue d'une invalidité possible : par exemple, un domicile où ils pourraient fonctionner quand même et un travail qu'ils pourraient continuer d'exercer. Cela ne signifie pas que l'invalidité est inévitable mais plutôt que, si on devient invalide, l'adaptation sera moins difficile. Une dame explique : « Au moment de mon diagnostic, je venais de me marier. On a tout de suite décidé, mon mari et moi, de n'avoir que deux enfants au lieu de trois et d'être plus conservateurs que prévu dans la gestion de nos finances. Même si je n'avais encore aucune incapacité, on a acheté un bungalow plutôt qu'une maison à étage. C'était il y a plusieurs années déjà et je n'ai toujours pas d'incapacité majeure, mais je suis contente d'avoir pris ces précautions. »

Le changement de leurs rôles est l'un des problèmes les

plus difficiles pour les conjoints. Ils devraient envisager de telles possibilités et en discuter ensemble. Lorsqu'un des partenaires devient invalide, des changements sont parfois inévitables : par exemple, une famille à deux revenus doit apprendre à se débrouiller avec un seul ; ou encore, un conjoint travaillant à la maison doit alors trouver un emploi à l'extérieur et assumer une plus grande partie des tâches domestiques et du soin des enfants. Dans ces circonstances, il est important que le partenaire affecté offre à l'autre autant de soutien moral que possible, pour alléger sa charge et maintenir une coopération entre eux.

Une personne célibataire, qui reçoit un diagnostic de SP, doit remettre en question ses projets de mariage et de travail. Ses objectifs d'emploi sont-ils réalistes ? Un travail moins exigeant lui conviendrait mieux et cela demande peut-être une nouvelle planification. Devrait-elle se marier ? Combien d'enfants est-il raisonnable d'avoir ?

Au début de la vingtaine, Georges apprend qu'il a la sclérose en plaques. Même s'il a un cas léger de SP, il décide de ne jamais se marier, afin de ne pas devenir un fardeau pour sa femme et d'être incapable éventuellement de subvenir aux besoins de ses enfants. Mais dix ans plus tard, sa maladie ne s'est pas aggravée et il a été promu plusieurs fois à la banque où il travaille. Il arrive alors à la conclusion que sa décision était prématurée et même pessimiste.

Aujourd'hui, Georges est marié et père de deux enfants. Il fonctionne bien au travail et chez lui, même s'il est un peu affecté par sa maladie. Pour contourner ce problème, il a réduit sa charge de travail et a refusé plusieurs promotions dans sa profession. Il ne regrette pas ces décisions : cela lui donne tout simplement plus de temps pour profiter de sa famille.

Différentes ressources sont à la disposition des individus atteints de SP qui désirent réorienter leur carrière. Il existe des firmes de counselling de carrière dans toutes les grandes villes. Des conseillers peuvent donner des renseignements utiles sur les options pour l'avenir. De plus, les services de réadaptation professionnelle des divers gouvernements et les centres de main-d'œuvre offrent des programmes de recyclage professionnel. Enfin, les groupes de soutien organisés par les bureaux régionaux de la Société de la SP permettent de rencontrer des personnes faisant face aux mêmes types de problèmes.

Les voyages

Plusieurs individus atteints de SP n'éprouvent aucun problème à voyager. Si on souffre d'incapacité légère, il faut simplement faire preuve de prudence dans le choix de ses itinéraires, afin de ne pas s'épuiser. L'alpinisme peut s'avérer trop difficile, mais peut-être pas non plus! Si on se sert d'un fauteuil roulant pour se déplacer ou d'une canne pour marcher, il faut prévoir que les endroits visités disposent d'un accès approprié à tous les équipements nécessaires (salle de bains, salle à manger et autres).

Il faut aussi s'assurer qu'une assistance médicale peut être facilement disponible au besoin. En outre, il vaut mieux avertir son médecin de ses projets de voyage. Il pourra fournir à l'avance des médicaments pour des symptômes qui pourraient se manifester : antibiotiques pour les infections urinaires, prednisone pour les rechutes, etc.

C'est une bonne idée aussi de discuter franchement de ses problèmes avec le personnel des agences de voyages, des hôtels, des lignes aériennes et des autres entreprises de service et de leur donner l'occasion de les régler. Il faut se rappeler qu'on n'est pas le seul voyageur avec des incapacités. Comme les baby-boomers prennent leur retraite et développent des problèmes de santé, ils représentent un marché lucratif pour l'industrie touristique, qui doit s'adapter à leurs besoins.

Prenons le cas de Robert, par exemple. Il aspire depuis toujours à faire le tour du monde, mais après quelques poussées majeures de SP, il croit qu'il ne peut pas réaliser ce rêve. Cependant, après des préparatifs bien planifiés, il a le plaisir de s'embarquer avec sa femme pour une croisière autour du monde. Quand il est fatigué pendant le voyage, Robert n'a qu'à se retirer dans sa cabine. Aux escales, il peut soit accompagner sa femme dans les excursions, soit rester à bord pour se reposer. Même s'il ne quitte pas le navire en certaines occasions, il peut compter sur son épouse pour faire des photos, acheter des souvenirs et lui raconter en détail ce qu'elle a vu. Il ne se sent donc pas coupable de lui gâcher son voyage à elle et leur croisière est un grand succès.

Vivre avec l'incertitude

Tous les êtres humains, en santé ou non, doivent vivre avec un certain degré d'incertitude concernant l'avenir. Malheureusement, la SP attaque à un âge où les gens pensent avoir encore droit à des décennies de vie sans maladie ou incapacité. Il n'est pas facile de s'adapter à cette nouvelle réalité et cela requiert beaucoup de patience tant des personnes affectées, que de leurs proches et de leurs soignants. Mais même si c'est une tâche ardue, des milliers d'individus atteints de SP (ainsi que leur entourage) y parviennent.

Une planification appropriée pour l'avenir comporte la préparation d'un testament, afin d'éviter les complications et les coûts juridiques. Un testament de vie est aussi une bonne initiative : si une personne devient incapable de prendre les décisions concernant sa vie et ses traitements médicaux, ce texte énoncera ses préférences. En fait, tous (et pas seulement ceux qui ont la SP) devraient préparer ce type de documents afin d'être prêts pour de telles éventualités.

LA QUALITÉ DE VIE

La «qualité de vie» englobe le fonctionnement physique, l'absence de douleur, la santé générale, la vitalité, le fonctionnement social, la santé émotive et mentale. Même si on a la SP, il est possible d'avoir une bonne qualité de vie. Malheureusement, vu les effets de la maladie sur le fonctionnement physique et mental, ce n'est pas toujours le cas. Habituellement, la qualité de vie (du moins dans le domaine des capacités physiques) se détériore à mesure que l'invalidité augmente. Par contre, les aspects émotifs de la qualité de vie se stabilisent une fois qu'on s'est adapté à la réalité de sa maladie.

Pour maintenir une qualité de vie acceptable, il est important de se prévaloir de tous les traitements disponibles pour ses symptômes et pour la maladie elle-même, mais sans permettre à la SP de devenir la seule préoccupation de son existence. Les individus touchés par la SP peuvent encore participer à presque toutes les activités que pratiquent les autres gens, à condition d'avoir la capacité physique nécessaire et le bon sens de procéder avec modération. Il est vital aussi de garder une attitude positive envers la vie et de se monter un réseau de soutien social comprenant ses proches, ses amis et des professionnels de la santé. À mesure qu'un individu s'adapte à sa maladie, en l'acceptant mais sans capituler, son état émotionnel s'améliore.

Pour ceux qui ont la SP, il est possible de mener quand même une vie riche et satisfaisante.

LES SOCIÉTÉS DE LA SCLÉROSE EN PLAQUES

La plupart des pays d'Amérique du Nord et d'Europe ont des sociétés dédiées à la cause de la sclérose en plaques, telle la Société canadienne de la sclérose en plaques. En général, ces organismes obtiennent du financement pour la recherche sur les causes et le traitement de la SP et aussi pour des services offerts aux personnes atteintes de SP et à leurs familles. Ils fournissent également de l'information et du counselling ainsi qu'une gamme de programmes éducatifs et d'ateliers. Il leur arrive aussi de payer certains équipements et services dont ont besoin les individus souffrant de SP, comme des thérapies de réadaptation et des aides pour la marche, quoiqu'ils ne couvrent pas en règle générale les coûts des médecins, des services hospitaliers ou des médicaments.

Et dans certains endroits, ils contribuent au financement de cliniques spécialisées en SP.

Un rôle de plus en plus important des sociétés de la sclérose en plaques consiste à exercer des pressions sur les gouvernements au nom des individus souffrant de SP, entres autres, pour obtenir de l'argent pour de nouveaux médicaments et pour faire améliorer les lois reliées aux droits et besoins des handicapés.

Les sociétés de la SP possèdent habituellement plusieurs divisions locales : au Canada, celles-ci ont plusieurs bureaux régionaux. Ceux-ci sont d'excellentes sources d'information sur la maladie et les manières d'y faire face. Et si les membres de leur personnel ne peuvent régler un problème eux-mêmes, ils adressent les demandeurs à ceux qui le pourront.

Les sociétés de la sclérose en plaques existent pour soutenir ceux qui sont touchés par cette maladie. L'appendice « Ressources », à la fin du livre, donne des repères pour joindre sa société de SP ou d'autres organismes qui peuvent fournir de l'aide.

CHAPITRE HUIT

Le mot de la fin

D ans ce livre, je tente de décrire la réalité de la sclérose en plaques : sa nature, ses effets, son diagnostic
et, surtout, des stratégies pour sa gestion. Pour tous ceux qui souffrent de cette maladie, le mot d'ordre devrait être « Adaptation
sans capitulation ». Même si la SP est une maladie grave et parfois même invalidante, il y a plusieurs raisons d'être optimistes
quand on considère les perspectives d'avenir. Jamais encore dans
toute l'histoire de la SP n'a-t-on été si près d'en déterminer la
cause et aussi de développer des traitements vraiment efficaces.
Depuis une quinzaine d'années, on assiste à une explosion de recherches sur cette maladie, en particulier des essais cliniques pour
de nouveaux médicaments. Quatre médicaments modifiant la
maladie sont maintenant disponibles et plusieurs autres sont déjà
aux étapes préliminaires de l'évaluation en essais cliniques. On est
donc en droit d'espérer qu'on découvrira dans un futur prochain
les mécanismes de l'évolution de la SP et les façons de la prévenir
ou même de la guérir.

Actuellement, il est possible de gérer plus efficacement
que jamais les symptômes de la SP et la maladie elle-même. On
comprend aussi beaucoup mieux l'impact psychologique et social

de la SP et les stratégies pour faire face à ses divers aspects. Des sociétés de la sclérose en plaques ont été fondées dans tous les pays développés et celles du Canada et des États-Unis sont très actives : elles trouvent du financement pour la recherche, fournissent une large gamme de services aux patients et exercent des pressions sur les gouvernements au nom des individus atteints.

En somme, un énorme travail a déjà été accompli. Même s'il reste encore beaucoup à faire, les gens souffrant de SP peuvent dorénavant envisager un avenir promettant d'être beaucoup moins menaçant que celui qui pesait sur eux jusqu'à tout récemment. À preuve, voici les histoires de trois personnes qui vivent avec la SP.

––––––––––

Au début de sa maladie, Manon est mariée et ses enfants ont trois et cinq ans. Dans les premières années, elle éprouve de fréquentes poussées de SP comportant une faiblesse des bras et des jambes ainsi que des troubles oculaires. À cette époque, elle éprouve beaucoup d'anxiété et est souvent dans un état dépressif. Dix ans environ après son diagnostic de SP, celle-ci entre dans une phase progressive lente : Manon doit désormais utiliser un fauteuil roulant pour se déplacer. Néanmoins, elle travaille encore comme bénévole à sa société de la SP. Mais elle prend aussi beaucoup de repos, chaque fois que c'est nécessaire. Elle s'est adaptée à son invalidité et déclare à qui veut l'entendre que sa vie la satisfait malgré les défis qu'elle lui pose. Son mari et ses deux adolescents lui fournissent le soutien dont elle a besoin et lui procurent beaucoup de joies.

––––––––––

De son côté, Robert subit des poussées de SP assorties de symptômes en général une fois par année, mais leur intensité est modérée. Il boite légèrement et se sert parfois d'une canne. Toutefois, il travaille toujours à son bureau, au centre d'entrée des données d'une grande société. Marié et père d'un fils et d'une fille, il participe pleinement aux activités de sa collectivité. Il envisage maintenant de commencer un traitement avec l'un des médicaments modifiant la maladie récemment mis sur le marché. Il est bien décidé à rester aussi actif qu'auparavant et à ne pas manquer d'événements importants, comme les matchs de soccer de son fils ou les spectacles de ballet de sa fille.

———————

Marie, quant à elle, a encore plus de chance. Ses poussées de SP sont toujours très légères et ne comportent qu'un engourdissement mineur des bras et des jambes ou une diminution partielle de la vision. Après chacune de ces attaques, elle se rétablit plus ou moins complètement. Dénuée de toute incapacité visible, elle n'a dévoilé son diagnostic qu'à son mari et sa famille. Elle est mère de deux enfants et travaille à temps partiel dans une bibliothèque. Elle a besoin d'adopter un rythme qui lui convient et de se reposer davantage, mais elle s'est adaptée à sa maladie et n'y pense pas très souvent. Pour elle, sa SP est «invisible» et elle entend bien que cela reste ainsi. «Moins je pense à la sclérose en plaques, dit-elle, et mieux c'est.»

———————

Les défis posés par la sclérose en plaques aux individus atteints peuvent être très grands. Toutefois, la capacité des êtres humains de surmonter et de gérer de tels défis est encore plus grande. Ceci est une source constante d'inspiration pour tous ceux qui côtoient les personnes vivant avec cette maladie.

CERTAINS MÉDICAMENTS UTILISÉS POUR LE TRAITEMENT DES SYMPTÔMES DE LA SCLÉROSE EN PLAQUES

Noms génériques	Certains noms de marque	Action
Troubles vésicaux		
clonidine	Catapres	antispasmodique urinaire
desmopressine	DDAVP	antidiurétique
flavoxate	Urispas	antispasmodique urinaire
imipramine	Tofranil	antispasmodique urinaire
oxybutynine	Ditropan	antispasmodique urinaire
propanthéline	Pro-Banthine	anticholinergique
térazosine	Hytrin	antispasmodique urinaire
toltérodine	Detrol	antispasmodique urinaire
Dépression		
amitriptyline	Elavil†, Enovil*	antidépresseur tricyclique
citalopram	Celexa	ISRS
fluoxétine	Prozac	ISRS
imipramine	Tofranil	antidépresseur
nortriptyline	Aventyl, Pamelor*	antidépresseur tricyclique
paroxétine	Paxil	ISRS
sertraline	Zoloft	ISRS
Fatigue		
amantadine	Symmetrel	stimulant du SNC
méthylphénidate	Ritalin	stimulant du SNC
modafinil	Alertec	stimulant du SNC
Impuissance		
alprostadil	Caverject, Muse	prostaglandine
papavérine	Pravatine	vasodilatateur
sildenafil	Viagra	inhibiteur de la diestérase

† Disponible au Canada seulement
* Disponible aux États-Unis seulement
ISRS = inhibiteur spécifique du recaptage de la sérotonine
SNC = système nerveux central

(suite à la page suivante)

CERTAINS MÉDICAMENTS UTILISÉS POUR LE TRAITEMENT DES SYMPTÔMES DE LA SCLÉROSE EN PLAQUES (*suite*)

NOMS GÉNÉRIQUES	CERTAINS NOMS DE MARQUE	ACTION
Douleur		
amitriptyline	Elavil[†], Etrafon	antidépresseur tricyclique
carbamazépine	Tegretol	anticonvulsivant
cyclobenzaprine	Flexeril	myorelaxant
gabapentine	Neurontin	anticonvulsivant
méthocarbamol	Robaxin	myorelaxant
phénytoïne	Dilantin	anticonvulsivant
Spasticité		
baclofène	Baclofen, Lioresal	myorelaxant
dantrolène	Dantrium	myorelaxant
diazépam	Valium	myorelaxant
lorazépam	Ativan	myorelaxant
tizanidine	Zanaflex	alpha-bloquant
Tremblements		
acétazolamide	Diamox	diurétique inhibiteur de l'anhydrase carbonique
isoniazide	Isoniazid	antibiotique
primidone	Mysoline	anticonvulsivant
propanolol	Inderal	bêta-bloquant
Vertige		
dimenhydrinate	Gravol	antiémétique
ondansétron	Zofran	antiémétique
prochlorpérazine	Compazine*, Stemetil	antiémétique
Médicaments modifiant la maladie		
Interféron bêta 1a	Avonex, Rebif	
Interféron bêta 1b	Betaseron	
Acétate de glatiramère	Copaxone	

Glossaire

Acétate de glatiramère : petit fragment de protéine semblable à une protéine de la myéline. Des injections de cette substance semblent contribuer à la stabilisation de la SP, du moins dans la phase récurrente-rémittente.

Antiémétique : médicament qui combat la nausée.

Axone : prolongement du corps cellulaire du neurone (cellule nerveuse), que parcourt l'influx nerveux.

Cathéter : tube flexible inséré dans la vessie pour drainer l'excès d'urine.

Cervelet : partie du cerveau située derrière le tronc cérébral et qui contrôle l'équilibre et la coordination.

Cordon cérébral : partie du système nerveux central, qui relie la base du cerveau à la moelle épinière.

Déglutition : action de faire franchir l'isthme du gosier à la salive, aux aliments, etc.

Démyélinisation : destruction de la gaine protectrice des axones (cellules nerveuses).

Épreuves des potentiels évoqués : tests permettant de vérifier la qualité et la vitesse de la conduction des messages nerveux (visuels, auditifs, somesthésiques, etc.).

Examen tomodensitométrique (Scannographie) : technique de radiographie qui assemble de nombreuses images pour former une image du cerveau ou d'autres parties du corps.

Imagerie par résonance magnétique (IRM) : technique sensible utilisant un champ magnétique pour créer une image du cerveau ou de la moelle épinière.

Immunoglobuline : protéine fabriquée par les cellules suractivées par la SP. Une teneur élevée en immunoglobulines dans la moelle épinière peut être une indication d'un cas de SP.

Interféron : protéine du système immunitaire. Des injections d'interféron semblent contribuer à la stabilisation de la SP, du moins dans la phase récurrente-rémittente.

Maladie auto-immune : maladie où le système immunitaire de l'organisme attaque erronément les tissus de celui-ci.

Miction : action d'uriner ; écoulement de l'urine.

Moelle épinière : amas de nerfs qui s'étend du bulbe rachidien aux dernières vertèbres lombaires supérieures et qui est contenu dans le canal rachidien, protégé par la colonne vertébrale.

Myéline : protéine qui fait partie de la gaine protectrice et isolante des neurones.

Neurone : cellule nerveuse.

Plaque : tissu cicatriciel présent dans le système nerveux central, lorsque la gaine protectrice de plusieurs neurones a été détériorée ou détruite.

Pronostic : jugement porté par le médecin, après le diagnostic, sur la durée, le déroulement et l'issue d'une maladie.

Rechute : l'apparition d'un nouveau symptôme neurologique ou une aggravation significative d'anciens symptômes neurologiques, qui durent plus de 24 heures et qui se produisent en l'absence de fièvre et de maladie aiguë.

Rémission : période pendant laquelle les symptômes diminuent ou disparaissent temporairement.

Sclérose : durcissement des tissus. Dans la SP, le tissu cicatriciel se forme quand la myéline a été détériorée (appelé aussi plaque).

SP progressive : stade où la maladie s'aggrave, sans rémissions. Elle est généralement précédée d'une longue phase récurrente-rémittente de la maladie.

SP progressive primaire : SP progressive qui n'a pas été précédée d'une phase récurrente-rémittente de la maladie.

SP progressive secondaire : SP progressive qui commence après une phase récurrente-rémittente de la maladie.

SP récurrente-rémittente : phase de la maladie où les symptômes apparaissent et disparaissent ; elle est parfois suivie d'une phase progressive de la maladie.

Spasticité : raideur musculaire, accompagnée souvent de crampes ou de spasmes douloureux.

Synapse : espace microscopique entre les neurones et à travers lesquels sont transmis des impulsions électrochimiques.

Système nerveux central : le cerveau, la moelle épinière et les nerfs optiques ; il est connecté aux nerfs du système nerveux périphérique, qui s'étend à tout le corps.

Tremblement : dans la SP, il se produit généralement dans les membres, mais dans la tête et le cou de façon occasionnelle.

Vertige : sensation étourdissante de mouvements circulaires et d'oscillations ; c'est parfois un symptôme de la SP.

Ressources

ORGANISMES DE SOUTIEN

Société canadienne de la sclérose en plaques
250, rue Bloor, bureau 1000
Toronto (Ontario) M4W 3P9
Téléphone (416) 922-6065 / Télécopie (416) 922-7538
Numéro sans frais : 1 800 268-7582
www.mssociety.ca

Société canadienne de la sclérose en plaques, division du Québec
666, rue Sherbrooke Ouest, bureau 1500
Montréal (Québec) H3A 1E7
Téléphone : (514) 849-7591 / Télécopie : (514) 849-8914
www.infoqc@scleroseenplaques.ca

Direction des transports accessibles
15, rue Eddy
Hull (Québec) K1A 0N9
Télécopie : (819) 953-8363
Numéro sans frais : 1 800 883-1813
www.cta-otc.gc.ca

Association canadienne pour les handicapés neurologiques
59, chemin Clement
Toronto (Ontario) M9R 1Y5
Numéro sans frais : 1 800 561-1497
www.and.ca

Association canadienne des centres de vie autonomes
1104, avenue Laurier Ouest, bureau 170
Ottawa (Ontario) K1P 5V5
Téléphone (613) 563-2581 / Télécopie (613) 563-3861
www.cailc.ca

Conseil canadien de la réadaptation et du travail
500, avenue University, bureau 302
Toronto (Ontario) M5G 1V7
Téléphone (416) 260-3060
Numéro sans frais : 1 800 664-0925
www.ccrw.org

Commission canadienne des droits de la personne
1253, avenue McGill College, bureau 470
Montréal (Québec) H3B 2Y5
Téléphone (514) 283-5218 / Télécopie : (514) 283-5084
Numéro sans frais : 1 888 643-3304
www.chrc-ccdp.ca

Association des paraplégiques du Québec
2555, rue Holt
Montréal (Québec) H1Y 1N4
Téléphone (514) 341-7272 / Télécopie (514) 341-8884
Courriel : me@modedemploi.qc.ca

Association canadienne des paraplégiques
1101, promenade Prince of Wales, bureau 230
Ottawa (Ontario) K2C 3W7
Téléphone (613) 723-1033
Numéro sans frais : 1 800 720-4933
www.canparaplegic.org

Bureau de la condition des personnes handicapées
Développement des ressources humaines Canada
25, rue Eddy, bureau 100
Hull (Québec) K1A 0M5
Numéro sans frais : 1 800 665-9017
www.hrdc-drhc.gc.ca

LIVRES

April, Régis, *Le fauteuil roulant*, Éditions Réactions.

Aronowitz, Robert, *Les maladies ont-elles un sens ?*, Institut d'édition Sanofi-Synthelabo.

Crombez, Jean-Charles, *La guérison en ECHO*, Publications MNH.

Crombez, Jean-Charles, *La personne en ECHO : cheminements dans la complexité*, Publications MNH.

Kobrin Pitzele, Sefra, *Plus jamais seuls : vivre avec une maladie chronique*, Éditions Logiques.

Lyon-Caen, Olivier et Michel Clanet, *La sclérose en plaques : pathologie, science*, John Libbey Eurotext.

Marteau, René, *La sclérose en plaques*, Éditions Odile Jacob.

Rheault, Jean-Philippe, *Québec accessible : tourisme, culture et restaurants*, Kéroul-Tourisme Québec.

Swanson, David W., *La douleur chronique : approche globale*, Lavoie Broquet.

Index

H

Homéopathie 123

Hommes
cathétérisme 80, 81
infections de la vessie 81
mariage 144
prévalence de la SP 24
problèmes sexuels 114, 115
pronostic 58
transmission de la SP aux
enfants 26

Hormone adrénocorticotrope 62

Hormonothérapie substitutive 147

Huile d'onagre 122

Huile de carthame 122

Huile de poisson 110, 122

Huile de tournesol 122

Hydrocortisone 62

I

Image de soi 116

Imagerie par résonance
magnétique (IRM) 49

Imipramine 79, 80, 81, 86

Immobilisation 106

Immunisations 60, 65

Impuissance 43, 115

Incontinence
selles 85
urinaire 43, 75-78, 81

Incoordination de la vessie 78, 80

Infection urinaire 43, 81, 82

Infections 28-30, 60

Inhibiteur
de la diestérase 164

des canaux potassiques 99, 138
sélectifs de molécules
d'adhérence 139
spécifique du recaptage de la
sérotonine (ISRS) 86

Injection
d'anti-nauséeux 104
de venin 124
pour la SP récurrente-rémittente
129
pour la spasticité 98
thérapeutique 98

Interféron bêta
1a (Avonex, Rebif) 128, 132-
134, 134, 135
1b (Betaseron) 128, 129-132,
134, 135
au sujet de l' 128
pour les troubles de la mémoire
93

Inuit 24

Invalidité
assurance 152
et la vie familiale 144-146
planifier pour l'avenir 154-157

IRM (imagerie par résonance
magnétique) 49

ISRS (inhibiteur spécifique de
recaptage de la sérotonine) 86

Isoniazide 105

J

Jumeau 25

K

Kübler-Ross, Elisabeth 86

Prednisone 62

Priapisme 115

Primidone 105

Problèmes psychologiques 55

Problèmes sexuels
  au sujet des 43, 113
  soulagement 114-117

Prochlorpérazine 103

Propanolol 104

Propanthéline 79, 80

Psychologue 85-90, 117, 155

Q

Qualité de vie 157

R

Race
  blanche 24
  groupe 24
  noire 24

Radicotomie (rhizotomie)
  percutanée 73

Radiographie 107

Raideur musculaire, voir Spasticité

Réadaptation 153

Rebif, voir Interféron bêta: 1a

Recherche
  essais cliniques 140
  gènes 25, 138
  sur les causes 30, 138
  sur les symptômes 138
  sur les traitements 93, 100,
    127-128, 138-140, 162

Recherche génétique 25, 138

Rechute
  définition 44, 59
  prévention 61
  traitement aux stéroïdes 62-66
  types 61

Réflexologie 126

Régime alimentaire, voir
  Alimentation

Relaxation (technique de)
  pour la spasticité 95
  pour le stress 90

Rémission 44

Remyélinisation 44

Repos 67

Rôle du médecin 153

S

Salle de bains, modifications de la
  68, 106

Sarcoïdose 54

Sclérose en plaques
  aspects sociaux 143-159
  causes 23-31
  découverte 12
  définition 21
  prévalence 24-25
  processus 17-19, 21
  pronostic 55-58
  types 13, 56, 57

Sclérose en plaques bénigne 57

Sclérose en plaques progressive
  définition 13, 56, 57
  traitement 128, 136-137

Sclérose en plaques progressive
  primaire
  définition 35, 56, 57
  soulagement 58

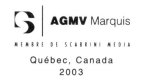

AGMV Marquis

MEMBRE DE SCABRINI MEDIA

Québec, Canada
2003